穩瘦

瘦

培養你的「瘦商」，
觀念對了就順便瘦了

資深減肥達人、健康管理師
楊沁弦 | 著

我要做的，眞的是減肥嗎？

感謝「減肥」這件事，讓我們在書裡相遇。但從今天起我們不說減肥了，我們說說「如何變成瘦子」這件事。

先介紹一下我自己，我是一名博主，在網路上和大家分享與健康和減脂相關的知識，也在這期間，創立了自己的健康食品品牌。而在此之前，我經歷了二十多年的減肥。

我 7 歲就開始減肥了，每一頓飯不能吃超過兩碗米飯，早上要起床先運動（減肥）再去上學。雖然我胖，但我是個靈活的胖子，我還可以跳舞，只是比較尷尬的是，我穿不了大家都能穿的舞蹈服，於是小學老師會把老師的衣服改成讓我可以穿的。我住在四川的一個小城。有一天發生一件最讓我開心的事，終於有一家服裝店賣適合我尺碼的衣服了，以往我都只能在老裁縫店定制一些號稱傳統樣式的上衣和褲子。有一年我有

一套藍色的夏天套裝，褲子上破了個洞，我卻捨不得扔掉，求媽媽幫我縫起來，因為我實在不想穿裁縫店定制的「老年款」衣服。

我很想當兒童節學校舉辦的聯歡會主持人，但因為我太胖了，跟另外三個主持人外型不搭，所以被刷掉了。我自認為挺多才多藝的，能唱能跳能演，但總是有無數的聲音在耳邊響起──「這孩子太胖了」。

我從小就很怕上體育課，喜歡坐在座位上，把我的肚子藏起來。因為如果你是個瘦子，你跑不快、跳不高無所謂，但如果你是個胖子，那你跑不快、跳不高就會被無情地嘲笑。所以，每當遇到明天有體育課，我當晚就會覺得抑鬱。那天總盼著下雨，這樣就可以不用做體操，不用把我的肚子露出來了。

為了控制我的體重，媽媽為我制定了吃飯「門檻」，作業必須拿到三顆星星以上才可以吃肉，否則當天只能吃素。為了吃肉，我甚至有時會在作業本上自己畫三顆星。同時，家裡也規定我每餐飯最多只吃兩碗米飯，我常會偷偷把碗裡的米飯壓緊實一點，總是特別害怕等不到下頓飯我就會被餓死。至於零食，家裡更不會給，因為──胖子沒有資格吃。

高三下學期，我已經 80 多公斤了，擔心因為太胖而上不了大學，於是我整個學期都不吃晚餐，而且每晚最後一堂晚自

習就偷偷出去跑步。在高考前體檢的前兩天我整天只吃黃瓜。高考前體檢時我的體重降到了 69 公斤。但等到大學入校體檢時，我又回到 75 公斤了。大學寢室的所有人都不叫我的名字，而是叫我「胖」。

　　說這些細節是想表達，關於瘦身的辛苦我全部經歷過，市面上流行的各種瘦身方法，我也幾乎全親身試過，健身（運動）卡都辦了不下 10 張。我記得曾有一個好朋友歐陽過生日，大家都在餐廳包廂裡吃大魚大肉，而我卻默默地在一旁吃著廚師單獨為我煮的白水海帶絲（我要求的）。

　　28 歲的那次瘦身，我選擇了網路上流傳甚廣的「生酮飲食」。抱著反正是死馬當活馬醫的心態放開食慾，甚至大方吃肉，讓人意外的是，體重居然在不到兩個月的時間裡就減輕了 15 公斤，這對我造成了巨大的衝擊。

　　我從小為了瘦身都儘量少吃肉、少攝取熱量，還常增加一些消耗熱量的運動；但這幾十天來，我每天吃肉吃到飽，甚至吃到有點感到噁心，不再壓抑自己的食欲，結果居然瘦了，還瘦到了人生從來沒有過的低點！也是從那時起我開始好奇原因，認真仔細學習各種健康知識，才知道自己以前的認知是多麼愚蠢。

　　那次減肥後我已經 6 年多以上沒有復胖。於是我決定和學

員、粉絲分享，一開始也是從生酮飲食開始，但後來漸漸發現，減肥伴隨的問題多到讓人無法想像。比如生酮飲食或者低碳飲食會讓大家不敢吃「碳水」（編注：「碳水」，碳水化合物的簡稱），然後越來越渴望碳水，最後暴食碳水。

我也分享輕斷食，有些人會因為斷食時長而感到焦慮，糾結到底可不可以在斷食期間吃一口想吃的東西解饞。因為成立了減肥營，我接觸到很多暴食症患者，他們對食物極其抵抗又極容易屈服，在斷食、節食和暴食裡不停循環，相當無助。我發現有太多的人有進食的困擾。還有關於對於熱量的執著，很多人覺得吃大餐是罪惡的，因為熱量高。又因為餐餐嚴格算熱量，讓自己忘記了到底什麼是飽什麼是餓，吃東西的標準就是熱量。還有一些人吃東西的標準更奇怪，比如必吃「純淨飲食」，不允許自己吃得不乾淨，外出吃路邊攤就非常焦慮。甚只有人為了減肥，進食後會嚼吐或催吐。

這些人減肥好努力，吃很少很少，但是卻不瘦，甚至還變胖。我發現，大家都在這些減肥反覆循環中丟失了自己的健康，也丟失與食物的良好關係。

而那些真正的瘦子，他們可能連大卡和克數之間的換算都不會，他們更不會覺得大餐後要挽救，吃大餐比誰都開心。他們不會有奇怪的食欲問題，但不管大餐、小餐，都是吃飽了就

停了。所以我才開始思考，我們要做的，真的是「減肥」嗎？

當我們學會跟身體好好相處，能夠感知正常的進食信號。處理好跟食物的關係，減肥的問題才算真正得到解決。

而這本書就是希望能達到這個目的。希望我們能從最基本減脂的知識開始，然後認識身體的神奇，學會愛自己的身體。改變對食物錯誤的認知，修復你跟食物的關係。

我本人是一名文科生，沒有任何專業的醫學或者營養學背景。但是書裡分享的內容都是我減肥過程中的經驗談，以及在減肥歷程中我學習、獲得的知識以及歸納總結，我希望藉由經驗的分享，能讓很多和我一樣有減肥困擾的人，少一點困惑和煩惱，多一些參考和建議，甚至能少走一些冤枉路。我的文筆不是很好，也不是專業醫療背景，如果內容有不詳盡、專業的地方，還請大家多包涵，也歡迎給我指正。

最後，非常開心本書能夠在臺灣發行，很希望有機會能夠到臺灣，感受當地的文化，享受臺灣的美食。接下來，就開啟全新的變成瘦子的路程吧！

杨沁弦

⋖ 目錄 ⋗

CHAPTER

01 瘦身不難，是順便的事

CHAPTER

02 提高「瘦商」自然瘦

重塑減肥瘦身觀

這些方法能減肥（時下流行的減肥法）

減肥專案管理，讓習慣變日常

CHAPTER

06

減肥加分選項

CHAPTER

07

與自己和解，
健康才是一輩子的事

減肥瘦身 Q&A

「瘦身」是科學嗎？

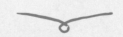

相信在很多人的生活裡，「瘦身」一直都是現在進行曲。

我到目前為止的前半生也是。像自序裡面說的，從有記憶開始，我的生活就和減肥脫不了干係，從小學開始就被爸媽半強迫瘦身，而爸媽為了幫我減肥，也沒少吃過苦頭，不僅得每天早起陪我運動，更要時時刻刻盯著我少吃。

20 多年的反復減肥生涯，終於在 28 歲那年成功達標。我想告訴胖子們，你們所正在遭遇的，我通通經歷過，而且胖了20 多年的我都能成功了，你也不要放棄希望。

28 歲的最後一次瘦身，我嘗試了時下流行的「生酮飲食」，不到兩個月體重就少了 15 公斤，這結果我自己都有些無法置信，我從小就以為要減肥就必須少吃肉、減少攝取熱量，還要經常做能消耗熱量的運動才行。

但進行生酮飲食那幾十天，我不但吃肉吃到飽，也完全不壓抑自己的食欲，結果居然成功變瘦！從那時起我就開始認真學習各種健康知識，想知道身體的祕密，才發現自己以前居然有這麼多錯誤的認知。

有減肥經驗的人都知道，瘦下來不神奇，不復胖才是真本事。從那次瘦身成功到現在，已經過了 6 年多，我不僅沒有復胖，而且生活品質和健康狀態都非常良好，食欲超級穩定。所以才決定要把那些年的減肥辛酸經驗總結、分享給大家。

4 年前我開始拍短影片在網路上分享自己的瘦身經驗，結果意外地很多人跟著我的分享成功瘦身，同時也回饋了他們的瘦身心路歷程。我歸納了一下大家瘦身失敗的原因，通常是減肥過程中，某一次沒忍住偷吃，但沒忍住的原因，通常是使用的瘦身方法或是認知有誤。所以我才不厭其煩地和大家分享正確的認知和觀念，希望能幫助更多人調整心態，成功瘦身、成功健康。

所以，這不是一本教你一步步瘦身成功的工具書，更不是生酮飲食推廣書，這本書裡的基礎科學知識，絕對是淺顯易懂的。從最基本知識開始，到對身體的認知，對食物的認知，對傳統飲食觀念的認知，到一些錯誤的知識地雷等。

- 第 1 部分是前 1~3 章,希望能為大家打好瘦身的基礎認知和觀念。
- 第 2 部分是第 4 ～ 6 章,聊到市面上流行的瘦身方法,以及從開始到結束如何正確地進行,還有你瘦身過程中可能會出現的心態問題、停滯期問題、身體不適等,詳細地介紹。
- 第 3 部分,也就是第 7 ～ 8 章,將瘦身提升到健康管理,這也是我希望大家看完這本書能獲得的幫助,和你自己的身體對話、接納自己並重視健康,我把粉絲和學員們最常提到的瘦身相關問題都做了回答,並歸納整理。

本書裡分享的內容都是我 20 多年來在瘦身過程中累積的知識和經驗及歸納總結,相當實用。當然,我工作團隊中的營養師和醫學專科學生也幫我做了嚴格把關,確保書中不帶有過激或偽科學理論。

這本書最終目的,是讓大家一起認識身體的神奇,學會愛自己的身體,與自己和解!希望本書,能成為你此生最後一本瘦身書。

「瘦身成功」的定義是什麼呢？我認為，是維持理想體重至少兩年以上。

　　但是兩年都在進行瘦身這件事，有可能嗎？「瘦身其實是一輩子的事。」因為瘦身就是日常。做起來應該是無感且自然而然的。

瘦身不難，
是順便的事

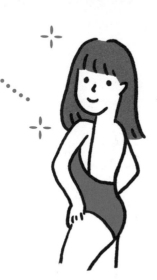

這一章開始前，我徵詢朋友們意見：大家最想在書的開頭看到什麼呢？

大家說：

希望解除焦慮。現在網上諸多關於瘦身的內容都是製造焦慮，卻不給方法。

希望能看到顛覆傳統的觀點，像看小說一樣。

希望能夠告訴我看完這本書後我能瘦幾斤。

希望能看到一些鼓勵的話，一些能表達肥胖者心聲的話，能增加信心的話。

…………

所以，我想表達的本章宗旨是「**最好的瘦身，其實就是順便減個肥**」。不是「我天天控制熱量，吃得很清淡，同時還運動，終於瘦了。」而改說「我最近天天儘情吃喝，好吃懶做，還順便瘦了。」

我們就是要討論「如何做到順便瘦了、順便瘦身」這件事。

而「瘦身成功」的定義是什麼呢？我認為，是維持理想體重至少兩年以上。

但是兩年都在進行瘦身這件事，有可能嗎？其實「瘦身是一輩子的事。」因為瘦身就是日常。做起來應該是無感且自然

而然的。比如，洗完臉後會自然而然地擦保養品，這就是日常。但瘦身和擦保養品不一樣，我們通常會說「下周我一定要開始瘦身」，卻不會說「下周我一定要開始擦保養品」。可見得其實在大多數人心裡，瘦身並不是一個日常，相反地它相當困難、費力。

　　所以，我們對瘦身的焦慮其實是因為它太費力了。一想到要瘦身，大家就覺得火鍋、燒烤都不能吃了，最好少出去約會、聚餐，更別說是喝酒應酬了。家庭聚會上，長輩只要讓你多吃點，你就會開始焦慮。逢年過節，湯圓、粽子、月餅，甚至是清明節祭祖吃的草粑粑（編注：一種用艾草汁做的糯米皮，再包入豆沙、蓮蓉或芝麻餡、臘肉餡的青糰）── 這些都會讓人覺得瘦身期不能食用。

　　所以我經常聽到學員說：「老師，我下個月旅行完就開始認真瘦身了，到時候提前跟您約課。」、「老師，我這個月過完生日就開始瘦身，絕對不會再亂吃了。」或者已經在瘦身的人說：「老師，我下個星期生日要吃蛋糕，怎麼避免變胖啊？」

　　你看，瘦身實在太不日常了，所以才說瘦身真難。而這本書就是要告訴大家一個技巧 ── 如何把瘦身變成日常。

1.1

「瘦商」，你有嗎？

　　有些人智商高，有讀書的天賦，可以隨時隨地學習，甚至在學習之餘還能有時間和精力去打遊戲或者遊歷世界，但「普通人」卻需要花大量時間去圖書館或者通宵熬夜複習才能取得好成績。所以，面對瘦身這件事，我們首先需要具備的是啥？是「瘦商」！瘦商高代表你能把生活和瘦身這兩件事運用自如而且充分融合。

✛ 什麼叫「瘦商」？

　　「瘦商」，其實就是一種對吃的認知。
　　以我為例，我從小就是個胖子，每次出去聚餐都會默默「搶

吃」。走進一家餐館，我會先觀察，服務員會從哪個位置上菜，然後我會自然、不慌不忙地坐到這個「食王之位」。這樣就第一時間搶到最好的那塊肉。

瘦身成功前我對食物總有一種「擔心吃不到、吃不夠」的認知，所以吃飯時我都吃超快，經常一不小心就吃太撐。但同桌中總會有一個瘦子，他會說：「啊？那道菜我都還沒吃到呢，怎麼就沒有了？可不可以再來一份？」聽到這話，我心裡就會偷偷樂不可支。而當這道菜再次被端上來後，我發現那個瘦子其實只吃一、兩口，而我，又默默吃了很多。

經過認真研究後我才知道，這種差別源於對食物的不同認知。從小不正確的認知決定了我和食物之間的糟糕關係，我很難細嚼慢嚥，總控制不住自己地吃很多，於是越吃越胖。而瘦子因為對食物有強烈的滿足感，所以他吃的時候會細細品嘗，但絕不多吃。而我吃得再多也無法說出肉的滋味如何，我只是努力把肚子塞滿。

從小我就有一個非常要好的朋友，她特別喜歡吃美食，但卻是個瘦子，經常帶著我去找美食，她雖熱愛美食，但每次狼吞虎嚥、迅速完食的那個人總是我，而她則是一邊吵著要吃到最後，一邊又吃不了幾口就放下筷子。

「瘦子都是這樣吧？」我心裡如此想著，所以也曾試著模

仿瘦子們，逼自己吃飯多嚼幾口，盡力克制住想吃的欲望，努力不把蛋糕吃光，但我總覺得很彆扭，還是很想吃光它。

後來我終於知道：瘦子的飲食方式是一種生活態度，是認知造就了行為，如果沒有認知，只模仿行為，註定無濟於事。

從小到大我對食物的認知就是：「我胖，所以平常得克制，聚餐時就要把握機會多吃一點，不然聚餐過後又要限制飲食了。」、「下周要開始瘦身了，如果這周不多吃一點，以後不能吃飽了。」、「趁過年如果不多吃點，就又要等到明年才能盡情吃喝了。」因為總被人說胖，我就對自己說：「米飯不能吃超過兩碗」，但會在添飯時偷偷把碗裡的米飯壓緊、壓實。

對食物有正確的認知和學會與食物相處，就是「瘦商」。「認知決定行為」，所以要先有認知才能知道如何做，故本書前三章會先講認知和觀念，從第四章開始才會講真正的方法，不只是運用在瘦身而已，正確認知決定了在日常應該怎麼吃飯，以及是否能夠有健康的飲食習慣和身體。飲食習慣正確了，瘦身就是「順便」做到的事。

「瘦商」還包括：一、對健康飲食知識的認知，例如基本的營養素，哪些食物含有這些營養素，吃進去的食物如何影響代謝等等。二、瘦身期間心理調節的方法。其實心理問題也源於認知，有一種療法就叫認知心理療法。這些在章節裡都會和

大家分享。

✦ 不堅持固有認知，才能提升「瘦商」

我知道很多人是不願意聽大道理的，肯定覺得為何不乾脆給他一個食譜，直接按照食譜吃就好。這就如我以前一般：試著模仿瘦子的行為，但那不是真實自己的想法，並無法長久。我們需要改變的是認知，有了正確的認知才能夠做出發自內心的行為。

我的認知轉變是從生酮飲食開始的。傳統認知一直告訴我，要少吃多動，吃太多肉會變胖。但每次試著瘦身或斷食 3 天左右，我就會受不了了，無奈之下才決定試試這個所謂的「吃肉瘦身法」。我每天大魚大肉，原想著胖就胖吧，可結果卻瘦了，50 天瘦了將近 15 公斤。這徹底顛覆了我的認知，這是我的「瘦商」的第一次提升。

我實行生酮飲食的前兩周，每餐都會先吃一大碗肉，當然也會吃很多蔬菜，很快就瘦了 5-6 公斤。那時候甚至一度吃肉吃到有些噁心（這其實是生酮飲食引發的一些生理反應，慢慢就適應了），而且人生第一次我對肉的渴望減少了。但我知道明

天還能吃到很多肉，直到飽為止，因此我逐漸建立了對食物的安全感。我在這樣的認知改變中，慢慢修復了我與食物的關係。我不認為所有人都該和我用一樣的方法，也不一定所有人都適合用生酮飲食來瘦身，確實也有很多人在生酮飲食初期，由於身體大量排水，流失電解質又沒有及時補充，出現了一些不良反應，如全身無力、肌肉痠痛、偏頭痛、失眠、心悸、便祕等，這些如果先做好生酮飲食的前期準備是可以避免的。我並不是鼓吹生酮飲食很完美，只是想表達：沒有正確的認知觀念，會誤會很多事。

例如。瘦身還有個「控糖」、「減糖」的觀念。有些人有「低血糖」的狀況，大多數人都覺得吃糖就可以解決低血糖的問題，卻不知道引發低血糖可能正是因為「吃糖」，讓血糖過度波動而造成的，以至於很多有低血糖症狀的人跟宣導低糖飲食的人吵起來，指責對方不考慮他人的健康。其實這就是認知造成的分歧。

如今我與食物的關係非常「融洽」。我有自己的飲食習慣，大多數時候我一天只需要吃一餐，這沒有忍耐，只是因為吃多了反而覺得身體不舒服。而且食欲非常穩定，看別人在一旁吃飯，內心也可以毫無波瀾。

✧ 消耗熱量就能瘦？

「消耗的熱量大於攝取的熱量，就一定能瘦」，應該沒人反對吧？

我們計算熱量缺口（熱量赤字）時，通常是計算當攝取熱量低於消耗熱量時，身體的熱量缺口就會累積，最終達到瘦身效果，這也是大家對瘦身的傳統認知吧？

但因為身體往往有自己的運作，由它決定吃進來的食物要吸收還是代謝排掉，而且每個人狀況也不同。例如有些瘦子吃多，但依然很瘦，因為身體或許用了各種我們不清楚的方法把熱量「排」掉，而不是儲存起來。我採訪過一群吃不胖的人，發現他們都是吃多了以後感到身體燙燙的，那是身體在提高代謝，也就是在「浪費」熱量，所以你攝取的熱量不一定完全就被身體吸收了。

還有一個誤區是儲存和消耗上：我們認為多吃就會多儲存，少吃、多動就會消耗、燃燒脂肪。但實際上有些人吃很少，也大量運動，但體重卻掉得很慢，頭髮掉得很快，這是因為身體要找一些方法來「節能」，而不長頭髮就可以省下很多能量，不來月經也可以「節能」，免疫力下降也可以「節能」。

所以，我要傳達的不是「能量守恆定律」有誤，而是能量

在身體的「黑匣子」裡經歷了什麼是很難清楚說明的，不能直接地以簡單的數學思維去瘦身，因為身體並不像我們想像得那麼講道理。只有當我們吃好、喝好、睡好了，身體才會開啟講道理模式；但如果我們老是逼迫它，比如少吃多運動，那就會直接開啟不講道理模式。

身體的不講道理模式可能是這樣：「比如你節食，每天只攝取 500 大卡熱量，但運動加上基礎代謝需要消耗 1500 大卡熱量，但身體會把今天這 500 大卡熱量先全部儲存起來，以預防明天沒有進項，至於今天必須消耗的那 1500 大卡，不然就掉點頭髮吧，或者讓腸胃休息一下，別蠕動了，大便就不排了，先節能。」

那麼要如何解決這個問題呢？我們該做的是把身體調整到講道理模式，然後再去上數學課。

當然，以上這些或許不一定就是正確答案。因為身體的機轉太複雜了，吃進去的食物、攝取的熱量該如何使用、用在哪裡，該代謝掉還是儲存起來，甚至變成其他東西，肉眼是看不見的。但有一點不變，**一定要尊重身體、尊重食慾，而這一定是要成為瘦子之前必須有的態度。**

1.2

 體重管理的四個要素

　　把身體調整到講道理模式的過程就是我們說的「體重管理」。先把管理要素劃分出來，然後按照優先順序進行排序，讓身體處於盡可能舒服的狀態，才能再給它稍微施壓。

　　根據我的經驗，我將管理要素劃分為：「重要但不緊急，重要且緊急，不重要也不緊急，不重要但緊急。」在體重管理裡，**重要但不緊急的要素是熱量，重要且緊急的要素是與胖瘦相關的激素，不重要也不緊急的要素是運動，不重要但緊急的要素是環境。**（可參考 P26 圖）

　　身體之所以會進入不講道理模式，是因為熱量的計算在體重管理中只是重要但不緊急的要素，我們只有先解決了重要且緊急的問題，身體才會感到舒服，才會按照數學公式去運轉。

所以，不要一開始就盯著重要但不緊急的要素 ——「熱量」，除非你是一個特別健康的人，身體一直處於講道理模式，否則，你跟身體不講道理，那身體就不會跟你講道理，最終只能「不是你死，就是我亡」了。

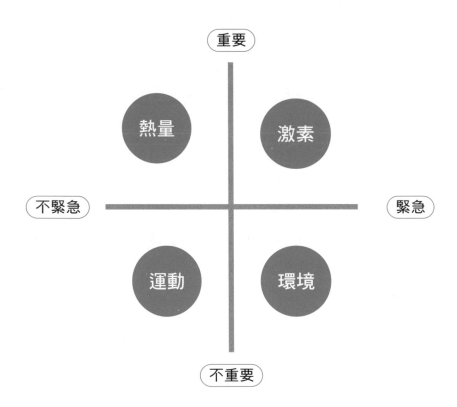

✦ 熱量——重要但不緊急的要素

攝取的熱量、還有吃了多少這兩點都不是最緊急的。我做這樣的假設，如果每天攝取 1500 大卡熱量就會長胖，那麼如果這 1500 大卡的熱量全部來自油菜、菠菜或者花椰菜，也會胖嗎？每次這樣問學員，他們都會回答「不會」。當然我們不可能一次吃掉這麼多菜，但這就是熱量的邏輯漏洞，能量雖然守恆，但吃東西的順序和種類還是會影響的。

我發現不管是在短影片裡還是線上做一對一指導時，即便我把這一點：熱量是重要但不緊急的要素告訴大家，大家也都表示認同，但只要一回到現實生活中，大家還是會為「是不是吃下太多熱量」 而感到焦慮。所以，「熱量是重要但不緊急的要素」這個理論大家需要先翻轉過來。

我爸媽身高都不足 160 公分，所以我個子也不高，只有170 公分，從沒有任何醫生或專家告訴我：「補鈣吧！那樣你就可以擁有大長腿，長到 180 公分。」因為醫生知道，刺激我骨骼生長的激素本身就沒有那麼大的能耐。

假如一個瘦弱女生上健身房，也不會有健身教練對她說，練舉重和吃營養品你就能有健身先生的大肌肉，因為女性身體的激素跟男性不一樣，不會因為同樣高強度的訓練而擁有與男

性同等量的肌肉。

因為生長的關鍵在於「激素」，而非食量或者營養素決定。但是一說到瘦身，人們就自然而然地認為：胖是因為吃多了，攝取的熱量大於消耗的熱量。而關於長不胖的人，他們的解釋是：這是由體質決定的。其實，所謂的體質就是指激素濃度。

然而，長不胖的人因為體質而長不胖，那容易胖的人的體質就不用注意了嗎？胖子就只需要控制熱量嗎？

以胰島素拮抗為例，甚至有些女生會同時伴隨多囊性卵巢症候群。如果身體的問題不解決，那麼即便攝取少少的熱量，運動消耗很多熱量，也難以瘦身，因為胰島素拮抗阻止了脂肪燃燒。一位科學家做過這樣一個實驗，實驗中，他先給小白鼠體內注射大量胰島素，然後再讓小白鼠禁食直至它被餓死，經過解剖發現，小白鼠的血液裡充滿了胰島素，但皮下依然存在厚厚的脂肪。可見，只要胰島素不降低，脂肪就沒有辦法進入代謝通道，瘦身也無從談起。

所以熱量只是一個重要但不緊急的影響要素。只有當身體進入比較平衡的狀態後，控制熱量才會有開掛的效果。

✛ 激素——重要且緊急的要素

很多人說自己是因為內分泌紊亂才胖的，但為什麼會紊亂，哪紊亂，也說不清楚。內分泌紊亂就容易胖，是正確的說法。前文提過，長胖是因為脂肪和糖的代謝功能出了問題，而這些問題與代謝類激素濃度有很大關係。

只要激素濃度不是平衡狀態，我們瘦身的種種努力就會失效或者效果大打折扣。以下是體內幾種常見的代謝類激素。

● **胰島素**

只要血液裡的胰島素濃度高，脂肪就沒有辦法進入燃燒模式，而胰島素過多也是瘦身困難和瘦身繞遠路的最主要原因。

● **甲狀腺激素**

甲狀腺激素相當於身體代謝的開關，如果甲狀腺功能減退，甲狀腺激素分泌不足，就會罹患俗稱的「甲狀腺機能低下症」，那麼身體就沒辦法進入分解脂肪的模式，同時，全身的代謝也會隨之變慢。

● **皮質醇**

皮質醇是一種壓力激素。如果長期失眠熬夜，或者工作壓

力大、煩心事多，那麼皮質醇濃度就會很高，身體也會進入儲能模式。有些人為了瘦身吃得很少，運動量又很大，結果反而導致皮質醇濃度飆升，讓瘦身變得更難。所以，瘦身並不是「越虐越好」，而是心情要儘量輕鬆。

● **瘦素**

瘦素是能讓我們能感覺到飽的激素。有的人總覺得吃不飽，就是因為瘦素分泌不足。如果食欲不穩，要瘦身也會覺得難。其他與激素相關的知識，後面 2.3 節會提到。

✢ 運動——不重要也不緊急的要素

很多人以為想瘦身就一定要運動，但事實上，運動對於瘦身來說，是不重要也不緊急的要素。

如果想雕塑體型就要依賴運動，例如想要「蜜桃臀」就必須運動，想要好看的線條也必須運動，但如果只是想瘦身，那麼，運動就既不重要也不緊急。

由於很多媒體和明星的錯誤引導，我們對於身材有了一些刻板的認知和嚮往，以為越瘦越好。但這些並不是自然賦予人類的標準身材，而是人為刻意打造的形象。此外，目前體重特

別重的人就更不適合運動了，因為容易對身體造成傷害，尤其可能讓膝蓋因承重而受傷。

放眼整個地球，只有人類會主動健身。就拿獵豹來說，牠不需要練習短跑，更不會像短跑運動員那樣使用各種器械和方法來訓練肌肉的爆發力，因為牠生來就具有這種能力，這是自然進化的結果。

而因為人類有了智慧，有了協調運作，大腦更加發達，所以自然賦予了人類耐力優先於爆發力的身形。只要不發生生長激素失調的狀況，我們就會有穩定的體脂率和肌肉率，所以用大自然賦予我們的、最符合基因和體質的健康飲食習慣來吃東西，就可以達到「體重正常」，不胖也不瘦。

但客觀來講，由於現代科技的發展，我們走路、爬樓梯的機會大大減少了，因此可以安排一些基礎的運動，但這是為了健康，而不是為了瘦身。

所以，運動在體重管理中，就是「開心就做，不喜歡就算了」，它對於瘦身這件事，既不重要，也不緊急。但運動確實會分泌多巴胺，使心情愉悅，這也是對瘦身有益的事。

✧ 環境——不重要但緊急的要素

環境是有效的輔助要素，它不重要但緊急，可以理解為錦上添花的事。瘦身的環境一方面是指所處的地域，主要和當地的飲食習慣和食材相關，另一方面則是指身邊的人，所以環境的影響是客觀存在的，但不具完全決定的作用。

我有一個學員，他突破瓶頸期是在他去支援教書的時候。因為在山區教書，很難買到零食，所以他的飲食習慣很快就改變了，胰島素更加穩定了。

而一些有暴飲暴食習慣的同學，本來都瘦下來，並開始好好吃飯，也沒有刻意餓肚子，食欲也日趨穩定，但家裡人很喜歡在冰箱裡囤放零食，結果他們本來只想嘗一口，無奈卻嘗了一口又一口，結果就是停不下來。

對於瘦身的人來說，如果處於一個適合的環境，那效果就會立竿見影。比如，由地中海沿岸的南歐各國以蔬菜、魚類、五穀雜糧、豆類和橄欖油為主的飲食風格衍生出的地中海飲食，其飲食習慣和食材結構都是相對健康的，在此地域採用這種飲食方式的人，其發胖的概率是比較小的。再比如，在瘦身營裡買不到零食，吃不到甜品，還有很多同伴，在這種無意識瘦身的環境中，大部分人都能達到瘦身效果。

不管在哪種環境中，都有體重管理的成功人士，而其成功的關鍵與他在不同環境中的心態、溝通能力以及通過飲食控制激素濃度的能力有關。

我不知道以上的內容算不算顛覆傳統認知，但我希望大家不要妄圖經由餓肚子，運動多消耗熱量來瘦身，也不要在算完熱量才去進食，卻依然沒有變瘦時懷疑自己或鑽牛角尖。

同時，我也希望大家意識到，瘦身絕對是一個自我成長的過程，是認知更新的過程。只有認知更新了，行為才會改變；行為改變了，才會有舉重若輕的效果。

1.3

 「瘦身自律」重要嗎？

　　對於瘦身，大家普遍還有一個根深蒂固的認知 —— 自律。

　　我常收到一些私訊：「老師，我白天可以很自律，不亂吃，但晚上就不行，怎麼辦？」

　　媒體上經常有女明星為了變瘦有多自律的新聞，讓人堅信，為了瘦身少吃多動就叫自律，還有很多人說：「她都這麼美了，還那麼自律，再看看我，一點都控制不住自己！」，只要忍不住吃零食就責怪自己不自律，其實並沒有這麼嚴重。

✛「自律」在瘦身裡只占很小的權重

　　我是做自媒體的，粉絲最常問我的問題除了如何瘦身成功

外，也會問起我的生活習慣，包括我為什麼可以堅持影片日更，為什麼連在節假日包括過年期間都可以不休息等。大家都把這些歸為「自律」。然而，對一個博主（編注：博主是網絡流行名詞，意思是博客的主人，像論壇發帖的樓主一樣意思。）來說，難道每天按時起床、睡覺、學習、發布影片就一定能成功嗎？

我相信在職場上你應該也看過很多人在公司勤勤懇懇，從不遲到早退，生活非常自律，遵守公司的一切規章制度，但升職加薪的卻往往是那個經常遲到、上班時不務正業，甚至大家都不太喜歡，卻業績爆表的人。

談起瘦身，很多人更習慣把一切的失控，比如多吃了零食、沒有運動、吃太多等都歸為不自律，並且覺得自己瘦身不成功就是因為如此。

姑且不論大眾眼中的這個自律的概念是否正確，僅因為這樣就每天自我否定，對自己就已是莫大的傷害，甚至會一步步擊垮自信心。

從體重管理要素的角度來說，如果處於一個良好的瘦身環境，不用自律，自有他律；想要調節身體激素濃度，不是餓肚子不吃，而是要挑選一些能夠穩定激素濃度的食物；如果不需要雕塑身體局部區域，也可以考慮不做任何運動。

所以，瘦身與所謂的「自律」真有重大的關係嗎？

所以，自律在瘦身裡占的權重很小。要實現「順便減個肥」，不是靠自律，而是要養成日常習慣。

前美國職業籃球運動員科比布萊頓曾說：「你見過凌晨四點的洛杉磯嗎？」，是因為凌晨四點的自律才造就了科比傳奇嗎？不是的，是因為「熱愛」，那是科比的日常。

┼ 錯誤的自律，還不如不要

在幫助許多人瘦身的過程中，我發現兩種錯誤的自律最常見。第一種叫作「假努力」。

過年回老家時一個親戚問：「我按照你說的方法，不吃米飯、麵條，不但沒有瘦，反而還長胖了。」

我說：「那你吃粑粑、包子、饅頭嗎？」她反問：「粑粑都不能吃嗎？」（編注：粑粑是中國南方長江流域的一種餅類，依區域不同原料有糯米、小麥、玉米等）

她是真的不懂嗎？我猜她是懂的，只是在自我安慰。

專家們曾對肥胖者進行過跟蹤觀察，發現了一個現象：肥胖者每天實際吃的東西比他們自認為的要多得多，而他們每天都說自己吃得不多。這就是我所謂的典型的假自律，是一種不

願面對現實、刻意蒙蔽自己的行為。

第二種叫作「強迫」。我們來看一個規劃。

- 早晨：7 點起床，喝檸檬水，服用左旋肉鹼（編注：一種類胺基酸），空腹運動；上午上班時喝綠茶。
- 中午：蛋＋防彈咖啡＋鉀鎂片＋護肝片；午餐後休息，泡腳，午睡半小時；午睡後喝水，服用益生菌；下午上班時喝紅茶。
- 晚上：肉＋菜＋酪梨，無主食；晚餐後休息、運動；晚上 11 點前睡覺。

以上規劃算是比較常見的，學員裡也有不少人會把一周的食譜都寫出來，甚至細化到每一餐吃什麼。許多瘦身者對自己的強迫規劃和控制是為了尋找安全感。

面對瘦身的不確定性，如果有這樣的控制流程，瘦身者心裡可能比較踏實，但是無數案例都證明，規劃、控制得越細，崩潰失敗的可能性也越大。因為如果其中某一項被打亂了，瘦身者的心裡就會感到不安；如果是重要事項被打亂了，瘦身者的自信心很可能就崩塌了。尤其是當他們堅持了一段時間後，某一天不能按規劃執行，比如要外食、應酬、聚會等等，不僅

被迫放棄當天的規劃，而且隨之而來的挫敗感可能讓瘦身者為了彌補自己而吃更多。

也有些人實行自律一段時間後發現體重沒有下降，然後心態崩潰。身體和潛意識裡覺得「我都這麼委屈自己了，體重居然都沒下降，我不減了」，然後開始放縱自己大吃大喝，結果當然就胖回去了，甚至比之前更胖。

記住，當規則過於強大時，人就會表現得弱勢，就越容易「脆弱」和「犯規」。

選擇性自律和壓迫性自律都是瘦身假自律。

✧ 瘦身中，該如何做到自律？

瘦身是一件有系統性的事。就像開車時要遵守交通規則，所以才要開發更完善的交通管理系統。而交通管理是控制大方向的，比如規定靠右側行駛，但不會規定須走右側第幾條車道，駕駛者須根據具體情況選擇。

同樣的，關於瘦身的自律也應該是把握大方向。比如，自律自己在某段時間內儘量不攝取糖，但我認為實在沒必要每一餐都一道道嚴格限制只能攝取不含糖的料理。如果這樣做就很

容易因某一次吃到糖而宣告失敗。

所以大家要記住：**對自己要求最好是規定大方向，依循著這個大方向去實行**。例如，工作上難免要應酬，可桌菜裡大部分都放了糖怎麼辦？其實不用給自己太大壓力，就儘量挑放糖較少的菜餚吃就好。這是瘦身過程中要有的自我認知。

自律的標準要根據自己的需求和能力去規定，而不是按照別人來定的。有一個自律的前題給大家參考 ── 先知道自己保持身體健康需要什麼，而不是心理需要什麼，如果心理需求和健康需求相衝突，那麼，先滿足健康需求。

舉個簡單的例子，我喜歡喝奶茶，但我正在瘦身，飲食必須力求健康，從健康和營養需求來說，奶茶並不是必需品，但心裡偶爾就特別想喝，那麼在大多數情況下先滿足健康需求，偶爾滿足心理需求就夠了。

綜上所述，**自律應注意兩點：著重在大方向，實事求是地滿足自己的健康需求。**

這一章會講一些基礎的瘦身知識，幫助大家提高「瘦商」，只有瞭解了身體，我們才能和身體好好對話。

　　在 2020 年年初，我發了一條短影片，分享了一個觀點——敬畏。影片發布後有一堆迴響：「老師，怎樣才能 10 天瘦 5 公斤？」諸如此類的問題很多，我覺得極速瘦身也不是沒有可能，但這種想法對身體缺少了一些敬畏之心。有些女生說：「只要夠狠，沒有減不下去的肉！」話雖沒錯，但我認為這樣說有點自大。

　　「瘦身」，最講求的應該是如何與身體和諧相處，如何把身體照顧得舒舒服服的。

　　所以本章我們來瞭解自己的身體，我還會介紹一些方法論。提前說明讓大家做一些瘦身的心理準備，先釐清思想上的錯誤，當後面章節講解實際方法的時候，大家才會覺得更清晰。

CHAPTER

02

提高「瘦商」
自然瘦

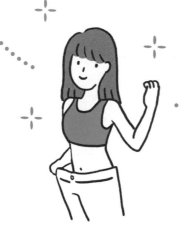

2.1

 # 騙過大腦就會瘦？

÷ 瘦身中樞是「下視丘」

我相信有部分的人不知道，我們的體重其實是身體設定好的。類似打開冷氣的原理，我們將溫度設定在 23℃，如果打開窗，冷氣就會一直製冷；若關上窗，室內到達 23℃後就會進入休息狀態。而人體中負責「設定體重」的器官就是下視丘。

÷「體重定點」理論

所謂「體重定點理論」是指身體會根據基因、生活品質（包括壓力濃度、睡眠情況）、身體健康程度（包括發炎情況等），

以及內分泌狀況（比如胰島素拮抗、皮質醇濃度等）設定一個安全的體重值和體脂率。脂肪可以想像成身體的「存款」，就像每個公司的財務要根據營業狀況去設定多少安全存款一樣。

我們觀察很多現象也印證了「體重定點理論」。比如，我們會在一段長時間內保持著一個相對固定的體重，吃多點就長幾公斤，吃少點就掉幾公斤，但整體上會維持一個數值不變，時長至少 6 個月。

這個相對固定的體重就是體重定點，而體重定點設定是由下視丘來掌管的。體重定點設定好了，體重就會比較穩定。體重定點設定會受以下幾個因素影響。

占最大權重的是基因和遺傳因素。例如很多人天生就很難胖，不論再怎麼吃都是「紙片人」，讓很多人羨慕。

體內激素濃度也是重要因素。如果飲食習慣一直是偏向易瘦的，比如低胰島素的地中海飲食，或者活化體內乙醯化酶的激瘦飲食法（詳見第 4 章介紹），那體重定點也會受到影響。

還有一個因素是生活品質。簡單來說，就是飲食和運動、睡眠、壓力等。如果生活品質不好，壓力大，睡得少，身體產生危機感，那麼體重定點就會設定得相對較高，因為身體需要儲存脂肪和能量來應對生活；如果生活品質較好，那麼體重定點就會設定得相對較低。

體重定點浮動範圍約上下 10%。所以一個人很難忽然胖、瘦很多，瘦身者瘦 10% 左右很可能會遇到「停滯期」，這也是體重定點機制在設法保全設定的數值的緣故。

有一些科學家持有這樣的觀點：一個人的身體只會設定更高的體重定點，而無法記住較低的體重定點。關於這點我並沒有深入研究過，但就我個人經驗而言，目前我的身體記住了比之前更低的體重定點。

在青春期過後，我的體重基本都維持在 70 公斤上下，每次瘦身到此定點就減不下去，是當時的極限，但現在我的體重已經穩定在 62~63 公斤左右。所以我覺得只要持續的時間夠長，身體是可以記住較低的體重定點的。

從科學的角度來說，「體重定點」是人體的一種自我保護機制，因為如果體重一直忽高或忽低，那將非常不利於生物生存。

「下視丘」對身體的其他影響

「下視丘」是大腦和內分泌系統管轄的交匯地，會對體內激素（包括性激素）和自主神經產生影響。性激素對女性月經

的作用顯而易見，而自主神經則對免疫力有影響，自主神經紊亂也可能會造成脫髮、月經紊亂、體重降不下來等問題。

另外，人體內掌管壓力的激素 —— 皮質醇也是在下視丘的指揮下產生的。一般情況下，當身體感受到壓力時，比如飢餓、緊張、焦慮、暴躁、恐慌時，下視丘就會指揮腎上腺產生皮質醇來應對。但如果壓力一直持續產生，皮質醇分泌過多，就會導致下視丘指揮失靈，而性激素濃度、自主神經，甚至其他一些組織器官的功能就會出現紊亂，進而引發月經不調、脫髮等生理問題。

所以，瘦身時一定要善待身體，要溫柔，因為如果持續地節食、強烈地運動、每天多次秤體重（連上完廁所也要秤）、設定非常嚴苛的瘦身標準，那麼身體感受到的就會是持續的危機和壓力，進而導致皮質醇濃度長期偏高，而此時下視丘就會直接「懷疑人生」，紊亂就必然產生了。

當體內皮質醇濃度持續偏高，身體就會啟動保護模式把能量儲存下來，那麼又如何分解脂肪呢？所以，簡單的說：一切自虐身體傾向的行為都不適用於瘦身。

至於瘦身引起的月經不調、脫髮等問題，如果不是因為節食導致的營養不良，那麼幾乎都是因為壓力太大。所以，不用一看到低碳水（編注：「碳水」，碳水化合物的簡稱）飲食或者生酮

飲食就心生抗拒，認為這些是月經失調、掉髮的元兇，目前沒有任何研究證明低碳水和月經、頭髮有直接關係。相反，女性的性激素合成需要脂肪和膽固醇的參與，為了瘦身完全不敢吃肉（蛋白質）才是大忌。

　　在我們還不瞭解任何瘦身方法前，或是瘦身中，都該先找到讓自己身體放鬆、心情愉悅、睡眠充足的方法，這樣做不但不會長胖，反而可能會自然變瘦。

　　當然有一點很明確，身體是否能變瘦確實也受到某些身體器官影響，所以還是要注重身體健康，請對身體好一點。

2.2

 會讓身體發胖的兇手
—— 「炎症」

如果要盤點生活中那些讓我們長胖的隱形兇手，那炎症，準確地說叫慢性發炎，一定是排在第一位的。大家對炎症的刻板印象可能集中在喉嚨發炎、扁桃腺發炎，或者胃炎、慢性腸胃炎、腦膜炎等，其實這些都叫作「急性發炎」。急性發炎的症狀明確，但並不可怕，而且它們不是肥胖的幫兇。

我們今天要劃重點的是，眼睛看不見的「慢性發炎」。

✛ 炎症為什麼會導致發胖

身體慢性發炎會引發胰島素拮抗，而胰島素拮抗會導致發胖！

當我們生病時，醫生會讓我們服用或注射一些抗生素，如果抗生素用量過多，就會損害腸道微生物菌群，一旦腸道生態遭到破壞，就會消化不良，也容易發胖。所以有些理論建議服用益生菌，主要是維持腸道菌群健康，從而管理體重。發胖時身體的脂肪組織中會產生一種巨噬細胞，這種細胞一旦被啟動，便會增加身體的炎症表現。換句話說，體脂率高者，身體發炎的機率也更容易偏高。而發炎也能更引發胰島素拮抗而易長胖，甚至引起疾病，陷入一種惡性循環。

✛ 吃太多，也是導致慢性發炎的元兇

很多人都不知道「吃」也可能導致身體發炎。中國人傳統的飲食習慣 —— 每天早上、中午、晚上都會攝取精製碳水，導致胰島素大幅波動，而胰島素波動就會提高身體發炎機率。除此之外，很多人愛喝奶茶，吃冰淇淋、蛋糕、麵包、餅乾等精緻食物、高碳水加工食品，也會為炎症「推波助瀾」。

很多人喜歡把牛奶當水喝，或是吃大量的乳類或乳製品，這些都會增加身體產生炎症。還有我們日常會大量使用菜籽油、花生油、玉米油等種子油，大多是不飽和脂肪酸。不飽和

脂肪酸結構不穩定，所以在加熱過程中很容易發生質變，產生反式脂肪酸，而攝取反式脂肪酸就會引發身體發炎。此外，種子油中還含有較多 ω-6 脂肪酸，如果人體攝取過多的 ω-6 脂肪酸，卻沒有同時攝取足量的 ω-3 脂肪酸，也會增加炎症風險。另外，前面提到的大多數加工食品（精緻食品），為了延長保存期限，製作過程中也會使用氫化植物油，也是反式脂肪酸。還有，經常熬夜、睡眠不足等，也會引起身體炎症。這些都是生活中看不見的發炎隱形殺手。

如果身體已有炎症，甚至已經出現了一些疼痛感，那麼過重的工作或生活壓力會更加劇這些疼痛感和不適，進而導致身體進入一個惡性循環。

✛ 慢性發炎會出現哪些症狀？

並不是非要等到發燒了或者胃痛了，才表示身體發生炎症。慢性發炎在臨床上沒有確診標準，也沒有治療方案，但有一些表現，比如腦霧、年紀輕輕就記憶力下降、慢性疼痛（如偏頭痛、習慣性頭痛或每天早上起來背痛等）、類風濕性關節炎，甚至身體裡的結節、增生等，都是慢性發炎引起的。還有

經常性過敏，或覺得身體「不舒適」，但卻說不清楚哪裡不舒服等，都是慢性發炎的表現。有時候出現這些症狀就算前去就診，醫生可能也是告訴你：需要紓壓，或是需要加強運動等，別無其他治療方案。

我有一些瘦身學員原有偏頭痛或習慣性頭痛的問題，我建議他們每天食用生薑粉，因為生薑裡有一百多種抗氧化物可以抗發炎。這個方法據說來自歐美，因「歐美國家偏頭痛、習慣性頭痛的發病率很高，找醫生通常沒太具體的辦法，也不能一天到晚吃止痛藥，所以很多人用生薑粉代替藥物。」我的學員使用這個方法後大多明確回饋說頭痛問題有好轉，不過，當然還是要先搞清楚引起頭痛的原因再決定是否使用。

來自世界衛生組織的資料顯示，全球每 5 個人中，就有 3 個人受慢性發炎的困擾。慢性發炎會引發的病症包括了肥胖、胰島素拮抗、三高、心腦血管疾病、糖尿病，甚至癌症。所以，千萬不要忽略這些看不見的炎症。

✛ 如何降低身體的發炎指數

要降低身體的發炎指數，我認為最快速有效的方法，首先

是採用低碳水飲食，減少每天攝取的碳水（澱粉），或者把日常飲食裡面的精製澱粉換成富含膳食纖維的五穀雜糧，以穩定血糖和胰島素。胰島素穩定了，炎症因子就不會活躍，進而減少身體發炎。而且減少碳水，身體會更採用脂肪來供能，採用脂肪供能比採用糖類供能更好，可以讓線粒體暴露於氧化反應中的概率降低 30 ～ 40%，產生更少的自由基，自由基就是導致身體發炎的元凶。而人體 90% 以上的自由基來自線粒體，自由基會引發各種麻煩的小問題和炎症。所以，簡單地說：**減少攝取碳水化合物具有抗發炎的作用。**

其次，可以在日常食用油脂中加入奶油、豬油等動物油，或多攝取橄欖油、椰子油、酪梨油等果實油，而少攝取種子油。尤其是需要高溫烹調時，請儘量選擇動物油這種性質更穩定的含飽和脂肪酸的油脂。同時，飲食中可以攝取一定量的 ω-3 脂肪酸，因為它可以幫助我們更好地調節因過多攝取 ω-6 脂肪酸而帶來的炎症。而「飽和脂肪酸會引發炎症」的前提是 ω-3 脂肪酸攝取過少和吃太多糖。我們可以每週吃 2 ～ 3 次深海魚。深海魚、堅果，這類食物中就含有 ω-3 脂肪酸，如果直接補充含 ω-3 脂肪酸的營養品也可以。

再次，多學習一些基礎的營養學知識，比如如何一眼識別出反式脂肪酸，這樣可以在購買加工食品時儘量「避雷」。後

面章節中，我還會為大家介紹哪些是常見的反式脂肪酸，但遠離反式脂肪酸最根本且好記的辦法就是：吃優質的原型食物，不吃過多加工食品，養成健康的飲食習慣。

最後，還要改善不良的生活習慣，如熬夜、壓力大等。可以學習一些情緒調節、情緒管理的方法，便可以更有效地降低焦慮感。壓力降低了，炎症就會減少了，身體的舒適度會提高，睡眠變好了，情緒也可得到舒緩，很多人就是在這種狀況下瘦身成功的。

所以，我們其實是在驗證一個觀點 —— 瘦身真正減掉的是不健康的生活習慣和飲食偏好。

2.3

 管好「胰島素」，
變成易瘦體質

　　瘦身要攻克的「大敵」——胰島素，是瘦身裡最大的槓桿，攝取同樣多的熱量，胰島素分泌多則長得胖，胰島素分泌少則利於瘦身。

　　「胰島素」是醫學界的一個偉大發現。體內胰島素濃度是否正常、敏感度是否正常，與脂肪和糖的代謝都有密切的關係。胰島素（insulin）是一種蛋白質激素，可以幫助身體合成肝糖，促進肝臟細胞、肌肉細胞把吃進去的葡萄糖轉化為肝糖儲存，儲存滿了以後就變成脂肪儲存起來；但如果能讓體內胰島素分泌降低，就讓肝臟細胞把肝糖、脂肪轉化為葡萄糖，並把釋放到血液中轉化成身體運作時所需的能量。

　　因工作關係，我經常接觸一些健身界或者營養界的專業人

士。不管他們推崇的瘦身法是什麼，我發現幾乎都有一致的觀點 ——「瘦身最重要的是穩定血糖。」日本的牧田善二出版一本書叫《飲食術》，其中也是強調：健康飲食就是要穩定血糖。

血糖和胰島素幾乎就是共生關係：攝取糖過多，血糖飆升後身體馬上就會分泌大量胰島素來降血糖，把血糖維持在一個平穩的狀態。

接下來，我們解釋一下穩定胰島素對瘦身的重要作用。

✣ 瘦身就靠它 —— 胰島素是減肥的啟動開關

當身體停止分泌胰島素，體內胰島素濃度開始下降時，身體才會開始利用脂肪分解作為能量。所以，降低胰島素濃度就相當於瘦身的啟動開關，如果這個開關不打開，身體便不會開啟燃脂模式。

胰島素是一種促進合成激素。當體內胰島素濃度升高時，它就會命令細胞「張開嘴吃」身體裡面的各種營養，「吃不完」再把它們轉化為脂肪儲存起來。

所以，如果我們飲食裡不攝取讓血糖飆升的食物，胰島素不會波動，那麼身體就不會合成脂肪。但話雖如此，理論上除

了白開水之外，其它食物都或多或少地會引起胰島素波動，所以我們只能儘量穩定它。三大營養素中，對胰島素影響最大的是碳水化合物，蛋白質其次，脂肪對胰島素的影響最小。

所以如果控制體內胰島素濃度降低，且處於一個低濃度狀態，就會激發體內分解脂肪的酵素活性，這些酵素會啟動脂肪分解模式，開始啟動燃脂。

÷「易胖體質」，原來是這樣來的

你是不是常聽到有些人說：喝水也會胖，也就是我們所謂的易胖體質。通常引發的原因是「胰島素拮抗」，也稱之為「胰島素阻抗」，意思是，由於長期攝取大量的澱粉和糖，使體內胰島素一直處於高濃度的活躍狀態，造成身體「不認識」自己分泌的胰島素，對胰島素不敏感了，便開始抵抗胰島素了，也代表身體雖然分泌了胰島素，卻沒辦法達到利用血糖的作用，這就叫「胰島素拮抗」。

胰島素拮抗的後果是身體分泌了更多的胰島素，希望藉由增量來解決問題，而一旦體內胰島素濃度過高，身體就沒有辦法啟動燃脂模式了。所以，胰島素拮抗就會造成所謂的「易胖

體質」。

　　身體對胰島素的敏感度從高變低是一個由量變到質變的過程。

　　很多人會覺得困惑：「我從小到大每天早上都吃麵，中午吃米飯，晚上喝粥，可是為什麼以前不胖，現在卻一直發胖呢？是因為年紀大了，代謝變慢了嗎？」這是因為持續面對高糖飲食造成了胰島素拮抗，於是攝取同樣的碳水卻會長胖。而且，身體因為攝取精緻澱粉而產生大大小小的炎症，而高糖飲食又為炎症「推波助瀾」，炎症進一步導致肥胖。這一切都是互有因果的。

　　如果胰島素拮抗過於嚴重，身體最後完全不認識胰島素了，那就是得第二型糖尿病了，到時候就不得不開始服用或注射胰島素。

　　但也先不用過於擔心，不同程度的胰島素拮抗，我們都可以藉由調整飲食來改善，這些在後面章節也會詳述。

　　至於第一型糖尿病，其病因不是胰島素敏感度降低，而是自身免疫系統出現問題導致胰臟無法分泌胰島素，所以必須注射胰島素。舉一個極端的例子，如果一個人不幸患了第一型糖尿病，那麼即便他每天吃再多東西，攝取大量超出正常標準的熱量和糖類，只要不注射胰島素身體就還是無法利用，最後他

就會逐漸瘦弱。舉這個例子是想告訴大家，有胰島素參與，身體才會合成脂肪，所以讓胰島素盡可能減少分泌，是不發胖和瘦身的一個至關重要的環節。

✧ 胰島素拮抗有哪些症狀表現？

當我們身體產生胰島素拮抗時，如果程度達不到臨床上需要治療的標準，醫生不一定會發現或加以治療，但我們的身體會開始出現一些症狀表現。如果我們能在這個階段就加以注意，並且利用健康的生活方式以及飲食去逆轉、改善，就能預防肥胖發生，也能預防罹患糖尿病和很多慢性病。「胰島素拮抗」身體可能會有以下表現。

- 吃完飯後就特別不想動，只想躺著，以前明明很活潑好動，但突然就變得越來越不想動了。
- 小腹（肚子）明顯變大。這是因發炎導致胰島素拮抗，胰島素拮抗又會讓炎症更加嚴重的緣故。而胰島素拮抗或發炎導致的肥胖，最明顯的特徵之一都是肚子變大。

- 食量變大，特別容易餓，才剛吃完飯沒多久就餓了，尤其是特別想吃甜食。這是因為雖然嘴巴吃了食物，但細胞卻沒吸收足夠，體內胰島素很難讓細胞「吸收養分」。
- 無法忍受飢餓，超過三、四個小時不吃東西就會全身無力，渾身發抖，甚至出現低血糖症狀。
- 瘦身特別困難，別人一用就有效的瘦身方法，自己用起來卻一點用都沒有。
- 夜尿頻繁。
- 傷口難以癒合。

如果你已經出現以上這些症狀，建議儘快去醫院抽血檢查。

這裡可以先給大家介紹一個計算公式：胰島素拮抗指數 = 空腹血糖濃度 × 空腹胰島素濃度 ÷ 22.5。如果計算下來的數大於 1，那麼就可以看作有一定程度的胰島素拮抗了。

當然，針對有不同疾病的患者，胰島素拮抗的判定標準也不一樣。比如，中國復旦大學附屬婦產科醫院林金芳教授團隊的研究認為：對於多囊卵巢症候群的患者來說，只有這個指數大於 1.66 時，才會被判定為有胰島素拮抗。

這是給大家判斷自身是否有胰島素拮抗的參考，但大家沒有必要去斤斤計較於這個指數，要注意身體的症狀和反應。如果真的出現胰島素拮抗症狀，就一定要及時修正。「**低糖、低碳水飲食**」**就是最好的修正方式**。

✛ 飲食調理也能改善胰島素拮抗

要修正胰島素拮抗，主要就是要讓身體減少胰島素的分泌，促使逐漸恢復對胰島素的敏感度。說到底，胰島素拮抗就是因為胰島素分泌得太多了。

從具體的執行角度而言，我認為最有效的調理方法就是嘗試生酮飲食，同時結合間歇性斷食，拉長空腹期。

生酮飲食也是屬於低碳水飲食的一種，這種飲食方法強調每天攝取極少量的碳水化合物，幾乎不刺激血糖和胰島素分泌。

而間歇性斷食強調讓攝取的熱量和營養充足，並在此基礎上拉長空腹期。空腹期越長，血糖和胰島素平穩的時間就越長。具體的方法會在第 4 章中詳細介紹。

或許很多人會開始懷疑自己已經有胰島素拮抗症狀，但又不知道生酮飲食和間歇性斷食是什麼意思，後面章節會和大家

說明，但首先最重要的原則就是，戒掉日常飲食裡的精緻澱粉、蛋糕、麵包、餅乾等高糖、高澱粉的食物，然後多吃肉和蔬菜就可以了，但要特別注意控制水果的攝取，水果的糖分太高了，要少吃甚至儘量不吃。

✛ 其他和瘦身有關的激素

除了胰島素之外，其實體內還有很多其他激素與胖瘦有關，下面我們就一起簡單認識幾種比較常見的激素。

❶ 瘦素

瘦素（Leptin）是人體脂肪細胞分泌的，一種能讓人感覺到飽食，進而停止進食的蛋白質激素。

身體在攝取食物、合成並儲存脂肪時，就會分泌瘦素，並告訴大腦：「我吃飽了，吃夠了，可以不用再吃了。」你可以觀察一下自己是否食欲不穩定，做不到吃飽就停？你也可以觀察一下身邊的小孩，因為大部分人在孩童階段，身體各種激素濃度穩定的時候，是能夠好好吃飯、吃飽就停的。

瘦素是一個非常矛盾的存在。它由脂肪細胞分泌，如果身

體太胖，體脂率太高，身體就會多分泌一些瘦素。和胰島素拮抗原理一樣，體內瘦素濃度長期過高，就會產生「瘦素抵抗」──瘦素沒有辦法讓身體感覺到飽，所以食欲會變得越來越旺盛。

但，什麼原因會影響瘦素的分泌呢？

一是睡眠。如果睡眠不足，食欲就會比較旺盛，因為瘦素分泌被壓抑了，分泌量不足。

二是節食。節食導致飢餓感過於強烈，也會壓抑瘦素分泌。所以長期節食的人很容易暴飲暴食，飢餓感難以抑制。

三是脂肪。如果體內脂肪含量太高，瘦素分泌過多，食欲就會不穩定。

很多人認為會發胖是因為貪吃。其實，大部分時候是因為胖了以後產生了瘦素抵抗，同時胰島素拮抗的也越來越嚴重，而這兩者都會導致食欲不穩定。所以變胖後體內激素濃度發生改變，也會導致我們越來越貪吃。

❷ 腎上腺素

你是否也聽過運動教練或運動的專家說，運動強度需選擇中等偏高的，因為只有達到一定的運動強度才能刺激身體燃燒脂肪。

運動強度足夠才能促進腎上腺素的分泌，而腎上腺素的作用就是燃脂。所以，很多人覺得像慢跑、快走之類的低強度運動對於燃脂來說沒有太大幫助。

但是腎上腺素是要聽胰島素「指揮」的。前文講過，胰島素濃度低的時候，身體才會啟動燃脂模式。如果體內胰島素濃度過高，即使劇烈運動，腎上腺素濃度很高，燃脂效果也不會發生作用。

所以，如果你運動前攝取了碳水化合物，甚至喝點葡萄糖水，那麼你或許覺得元氣滿滿，運動表現更好。但這時候體內的胰島素濃度過高，就算做再劇烈的運動燃脂效果也不好。當然，你也不是完全沒有收穫，你的肌肉還是得到了鍛煉。相反的，如果做運動之前吃一些低碳水類食物，比如油脂類和蛋白質類食物，那麼就能夠讓胰島素降低和腎上腺素濃度變高，燃脂效果更顯著。

❸ 皮質醇

皮質醇激素反應出身體的壓力指數。當我們感受到外界的壓力，覺得焦慮、緊張、暴躁、恐慌時，身體就會產生皮質醇來對抗這些情緒。皮質醇是用來緩解情緒的激素。

如果體內皮質醇濃度過高，瘦身就會很困難，因為身體分

泌皮質醇，就代表它正處於困難模式，正在應對危機。危難時刻身體會瘋狂地儲存能量，而不會分解脂肪。如果體內皮質醇濃度長期過高，以下視丘為主導的內分泌系統就會紊亂，瘦身就更難了。所以瘦身時一定要開開心心、輕輕鬆鬆。看到這裡，你肯定會想那怎麼可能呀，但看完這本書你就會認為這有可能了。

❹ 甲狀腺激素

很多人有甲狀腺機能低下的困擾，甲狀腺機能低下是指甲狀腺激素分泌不足，導致代謝變慢，其他激素，如性激素濃度等也會隨之下降。很多人瘦身是利用嚴格控制熱量加上運動，而這種方式很容易引發甲狀腺機能低下的問題。

所以如果你覺得瘦身困難，也可以先去醫院檢查一下甲狀腺激素濃度是否正常。如果甲狀腺激素分泌不足，身體可能會出現這樣一些狀況：眼睛、臉、腿等特別容易水腫；情緒特別容易低落；經常沒有精神睡不飽，整天昏昏沉沉的；食欲不好，吃不多卻極易發胖，瘦身特別困難；消化系統不好，容易脹氣或者便祕；女性容易月經不調、臉色變黃、手腳冰冷⋯⋯

不過，甲狀腺功能低下並不是特別嚴重的事情，不需要過於緊張，只需根據醫生的建議，服藥即可。有些人由於疾病的

原因，把整個甲狀腺都切除了，需要長期服用激素類藥物，但他們依然生活得很好，所以，沒有必要把甲狀腺功能低下這件事情看得太嚴重。如果有瘦身的訴求，可以跟醫生商量，看是否可以調整用藥量，以輔助瘦身。

還有一類甲狀腺功能低下叫橋本氏甲狀腺炎，這是自身免疫方面的問題，需要在專業醫生的指導下治療。

❺ 性激素

經常有女性學員問我，經期該如何瘦身，或者問經期是不是瘦身的黃金期？這是因為大家對於性激素和瘦身的關係有一些模糊的認知 —— 似乎有關係，但也不確定。

對女性來說，雌性激素濃度過高或者過低，可能都會導致發胖。當經期臨近或處於經期時，雌性激素處於比較低的濃度，這時候女性就容易食欲大開，也容易水腫，瘦身就會特別困難；而在排卵期，雌激素處於比較高的濃度，人心情很愉悅，不容易水腫，肌膚狀態好，精力也比較旺盛，可以負荷高強度的運動，哪怕稍微餓肚子也能忍受，這時瘦身就會容易一些。

所以，不要再說經期是瘦身的黃金期了，它其實是瘦身的「黃土期」，月經期間只要能穩定食欲，安然度過，別大吃大喝就很好了。

還有一個特殊時期，就是「更年期」。當女性接近更年期時，生理上的變化會導致體內雌性激素濃度大幅度下降，部分女性會抑制不住地發胖，這時就與食欲或食量無關了。

　　這裡專門把性激素提出來，是因為在瘦身人群裡，有一種最難解決的問題──梨形身材（腿粗、屁股大的下半身肥胖）該怎麼瘦身？這種身材被普遍認為是體內雌激素濃度偏高造成的。有人認為吃甜食可以幫助改善，但我覺得這個說法不太科學。因為單純調整某種食物，很難改善整體激素濃度。很多下半身肥胖的人去醫院檢查激素濃度，結果顯示雌性激素並沒有偏高。

　　但我認為保持性激素濃度，特別是雌性激素濃度穩定是可以做到的。飲食調整上，我推薦利用低碳水飲食和生酮飲食來穩定胰島素，也進而穩定性激素濃度。

　　很多學員跟著我做生酮飲食，讓女性的經前症候群包括一些乳腺問題都得到了改善，月經變得更穩定、準時了，痛經問題甚至也得到緩解，經期或經前特別想吃東西、暴飲暴食的問題也改善了。這些都是性激素濃度穩定的表現。

2.4

 其它瘦身基礎概念

　　以下介紹幾個瘦身時常用的名詞，有些你可能常聽到或是已經知道，如身體能量系統、升糖指數（Glycemic index，GI 值）、三大營養素、身體質量指數 BMI 等。我們一起瞭解一下這些概念，對於你了解瘦身知識會很有幫助。

✛ 身體能量系統

　　身體沒有能量就無法運作，所以身體能量系統也就是供能模式，可以說是瘦身的決定性因素。

　　人體有兩種能源轉換模式：一種是用脂肪作為能量，另一種是用糖作為能量。目前大部分人是用糖作為能量的，如果體

內的糖用完了，身體就會開始將儲存的脂肪作為能量。

　　身體只有啟動脂肪供能模式時才會分解脂肪，開始燃脂。但有一種特殊情況，即飢餓導致低血糖了，那說明身體已經失去將脂肪作為能量的能力。如果只剩下糖供能模式，那麼就難以瘦身了，因為身體已經沒有辦法切換到脂肪供能模式去燃脂了。

　　所以結論是想瘦身，要先把身體調整到它可以自由切換供能模式，甚至更習慣於用脂肪來作為能量的狀態。要訓練身體的這種能力，就要挑選合適的食材。總體來說，就是挑選低GI（升糖指數 Glycemic index）的食材。

✧ GI 值（升糖指數，Glycemic index）

　　低 GI 的概念對於瘦身怎麼吃很重要。我們在前文探討了影響瘦身的激素，其中提到具有重要作用的胰島素。食物的GI 值越低，對血糖的影響就越小，理論上對胰島素刺激就越小，越不容易讓人發胖，越有利於瘦身，瘦身者我推薦吃 GI值低於 55 的食物。

　　我們一般定義的高 GI、中 GI、低 GI 值如下：

• GI 值 ≥ 70	高 GI
• GI 值為 56-69	中 GI
• GI ≤55	低 GI

　　一般來說，澱粉和糖含量高的食物，通常 GI 值就高。簡單來說，GI 值低的食物就是低碳水類的食物。要想知道某一種食物的 GI 值是多少，除了直接上網搜索外，常見食物的 GI 值也可見本書附錄。

✛ 三大營養素：碳水化合物、脂肪、蛋白質

　　碳水化合物又稱為碳水，後面的章節會詳述，大家可以先簡單地理解，碳水類食物是指澱粉和糖，以及澱粉和糖為主要原材料做出來的各種加工食品，比如蛋糕、餅乾、麵包、饅頭、包子、餃子、麵條、餛飩、湯圓、米糕等。簡而言之，就是各種主食和糕點、零食。我最建議的瘦身食譜搭配是低碳水。

　　脂肪就是油脂，主要來源是肥肉、種子果實和食用油（包括動物油、植物油等）。此外，還有一些加工品如乳酪、奶油等。

優質動物蛋白質主要來自瘦肉、魚和雞蛋，而優質植物蛋白質主要來自豆類。這三大營養素也都是身體必須的宏量營養素。

✛ BMI、標準體重、極小基數體重

「BMI，（Body Mass Index, 身體質量指數」，是世界衛生組織定義通用判別是否肥胖和健康的標準之一。

計算公式是：BMI= 體重（公斤）÷ 身高（公尺^2）

如體重 50 公斤，身高是 1.62 公尺，那麼 BMI $=50\div1.62^2=$ 19.05。一般 BMI 大約落在 18.5 ～ 24 之間屬於健康標準體重，低於 18.5 則過瘦，大於 24 就是超重了。如果再細分，BMI 值 25 ～ 30 是肥胖前期，30 ～ 35、35 ～ 40、40 以上就分屬於 1 度、2 度、3 度肥胖了。小基數體重、極小基數體重不是專業術語，是針對瘦身者而言的，BMI 低於 24 是小基數體重，我認為這樣體重的人不用刻意瘦身，而 BMI 低於 18.5 的是極小基數體重，屬於過瘦，這樣的人就更不建議瘦身了。

小基數體重和極小基數體重的人追求的瘦身，嚴格意義上說，已經不算是瘦身了，而是對自己更高的要求。

ᛤ 基礎代謝率

基礎代謝率是指人們維持基本生命狀態需要的能量，意即，在不工作、不運動、不學習、不思考之下，就光讓自己活著，內臟器官、內分泌系統、神經免疫系統需要用掉的能量數位總和。

我們經常能聽到一種關於基礎代謝率的說法。基礎代謝率越高，就越容易瘦，因為它代表著人躺著就要消耗的能量。乍聽好像沒問題，但仔細想想，基礎代謝率高，意味著身體消耗多，說明身體各器官和系統健康且「賣力」；基礎代謝率低，實質上說明身體各器官和系統不工作、偷懶，處於亞健康狀態。比如，一個人的肝臟本來每天要消耗 500 大卡能量，幫助解毒、平衡激素等，但是他突然節食了或者生病了，於是肝臟開始節能，關閉一些供能，每天就只消耗 300 大卡能量了，而每個器官系統都這麼做，基礎代謝率也就下降了。所以，基礎代謝率也代表一個人的基礎健康程度。

節食會讓身體開啟節能模式，「器官們」紛紛關閉一些不必要的供能。少吃不代表身體在燃脂，這樣只會讓身體節能、少消耗。而如果生活方式太不健康，比如熬夜、喝酒、吃特別

多的加工食品等，最後就會傷害身體健康，那麼基礎代謝率也會下降。

　　基礎代謝率下降，身體進入亞健康狀態，運動能力自然也會下降。我沒有見過誰身體亞健康了、不工作了，精神卻可以變得更好、腦子變得更聰明、運動能力變得更強的。

　　所以，市面上流行一種說法：「只要攝取熱量低於基礎代謝率＋運動（活動）代謝的總和，就肯定可以瘦」，我認為這觀點是不一定成立的。基礎代謝率代表的應該是健康度，而不是單純指消耗量。

✛ 節食

　　「節食」可以理解為持續熱量攝取低於身體的基礎代謝率。

　　節食的關鍵字是「持續」，偶爾吃少點不算節食喔，但如果持續比較長的時間，比如超過半個月一直吃得很少，那就屬於節食了。

　　節食後身體會發生一系列的變化。

　　‧第一階段：體重會下降，這時身體還沒有反應過來，於

是分解脂肪以平衡減少的攝取。

- 第二階段：當身體反應過來沒東西吃了，它就會進入對抗模式，壓力激素皮質醇濃度開始升高，症狀會表現在身體上，例如容易水腫。

- 第三階段：身體開始節能，比如掉頭髮、月經不來了，因為身體認為長頭髮和來月經屬於非必要供能，關掉它們會更節能。

- 第四階段：內分泌開始紊亂，食欲變得不穩定，隨時隨地想著吃。根據研究證明，只要節食，人體內的飢餓素濃度就會上升，飢餓感增強，而讓人感到飽的瘦素濃度就會下降。甚至很多人在結束節食一年後，飢餓素濃度還處於旺盛狀態，食欲一直不穩定。

- 第五階段：可能會出現一些偏差行為，比如暴飲暴食、偷吃、害怕吃等。

✛ 易瘦體質

易瘦體質是每個瘦身的人都想擁有的，大家對它的理解可能就是怎麼吃都不長胖的體質。但是這種易瘦體質是沒有辦法

經由後天努力去獲得的，因為體重定點決定了一個人的體質。

　　所謂後天努力可以打造易瘦體質，指的是擁有了瘦子的飲食／生活習慣和思維模式。飲食／生活習慣決定了生長激素濃度是否正常，而思維模式決定了是否可以與食物和平共處。

　　從我們前面的分析來看，易瘦體質產生的條件如下，具備以下條件越多，就越能擁有易瘦體質。

- 胰島素敏感度正常，身體不會抵抗胰島素。
- 跟食欲等相關的激素濃度正常，瘦素、飢餓素濃度正常，食欲穩定，不暴飲暴食。
- 身體發炎指數較低，身體狀況良好。
- 生活品質良好，比如睡眠好、壓力可控、情緒整體較愉悅，這樣皮質醇濃度才會降低。
- 能正確認識食物，不害怕、不抵抗食物，能夠愉悅地進食。

市面上充斥著各種不同的減肥觀念和方法，讓人非常迷惘，不知道該相信誰。所以很多人的瘦身過程總是不順利，或啟動困難，或無法堅持，以至於體重反覆反彈。本章的重點就是幫助大家建立減肥必須擁有的正確觀念，以及認知錯誤的謬論。如果沒有正確的瘦身觀，認知不成熟，就很容易在瘦身過程中被帶偏方向。所以這一章很重要！（請畫重點！）

重塑
減肥瘦身觀

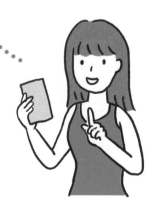

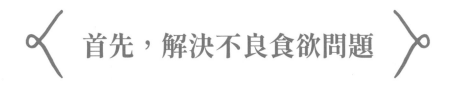

首先，解決不良食欲問題

瘦身最終要解決的是食欲問題，因為我們要達到的最終目標是再也不會復胖。如果食欲不穩定，一下吃多一下吃少，都會導致復胖風險。記得，瘦子的人生就是「食欲穩穩，佛系吃吃」。

✦ 別再說這句話：「我不吃 XXX 不行」

「我不吃 ×××不行」是很多肥胖人士的口頭禪，更有誇張地說「我不吃 ×××會死」、「我是 ×××星人」。

其實，不吃真的不會死，反而還會瘦。人本來就是雜食動物，不吃 ×××怎麼會死呢？這無非是「執念飲食」的表現。

關於吃，許多人都有一些根深蒂固的執念：看電影怎麼能不吃爆米花呢？天冷了怎麼能不喝熱奶茶、不吃火鍋呢？去韓國怎麼能不吃炒年糕？失戀了怎麼能不吃甜點呢？

大家看完下面幾個粉絲的例子，就知道執念有多荒謬了。

- 女人 30 歲前一定要擁有一個香奈兒包包。 —— 某時尚編輯
- 女人一輩子怎麼能不結婚呢？ —— 某家長
- 男人怎麼能在家帶孩子呢？ —— 某婆婆

「執念」，說白了，就是一種偏見和認知，沒有道理和邏輯。去韓國當然可以吃炒年糕，但沒必要把這事看得如此必要。體重管理時還是得少吃一些像主食、水果等糖份高的食物。還是可以偶爾吃，但也別覺得它們那麼重要。

如果把食物視為「不吃會死」的等級，那就意味著你已經被食物控制了。如果不吃，甚至會冒虛汗、睡不著、手抖、坐立難安嗎？這些都是常見的戒斷反應，如果出現戒斷反應，那就說明你過度放大了對食物的熱愛；已經「上癮」了，既然「上癮」了，就必須戒掉，因為「癮」是病，得治。

所以放下執念，只需要稍微調整一下心態就能做到。

⊹「我不餓，我就是嘴饞」

很多人總愛說：「我不餓，我就是嘴饞」。饞是一種習慣，症狀是「只想吃某種特定的食物」，主要是被食品工業培養起來的，大家平常都吃太多加工品了。

關於嘴饞，我一直以來的態度是「無所謂」！因為饞並不一定會讓人長胖，不饞也不一定能讓人變瘦。但是，把嘴饞變成一種習慣還是有一定風險的。就像抽煙的人，有人活到天荒地老，但也有半路碰上肺癌的，更有自己活好好的，卻把老婆、孩子燻成肺癌的，這是機率問題。

同樣，嘴饞的人大多會亂吃，吃錯了不僅會變胖，還會攝取很多造成身體負擔的食物，可能引發健康危機。可若又想瘦身又想解饞該怎麼辦呢？其實前兩章已經給出了答案 —— 可以用低胰島素指數的健康食物排遣嘴巴的「寂寞」。所以，嘴饞時可以吃，也可以「忍」，重點在於看嘴饞否已經給你帶來了困擾。如果感覺沒什麼困擾，饞點也無妨，吃一點低胰島零食物無傷大雅。但如果已經給你帶來了實質性的傷害，甚至讓你的身體難以承受，甚至嚴重到成癮了，就應該戒除。

要如何判定自己是嘴饞還是成癮了？我建議下列作法：

· **不要給自己心理暗示。**不要一天到晚對自己說「我很饞」，

試著改變一下規律和環境，例如，改去沒有販售食物的地方，或是手邊不準備零食，造成自己嘴饞時取得食物的困難，這樣問題或許就解決了。

· 給自己制定懲罰機制。找一個減肥同伴，制定一個規則，比如，若因為饞而亂吃，一次罰款 200 元。這跟上班遲到得扣工資是同一個道理，若只是口頭警告，就總會有員工遲到，而扣工資可以督促人早起，改掉賴床的習慣。

以此類推，認為「零食是我的命」、「我不吃飯，只要吃甜食」──這些問題解法都一樣。一個人要徹底自主改變執念，通常有兩種情況：一種是覺得「太棒了」，另一種是「受夠了」。

瘦身也是如此。如果沒有感受到新的「太棒了」，例如：瘦了、健康了、精神變好了，那就只會停留在原來的世界裡緊緊抓住自己的「本命食品」不肯放手；如果沒有體會到「受夠了」，也很難做出自主的改變。

✧「我只能感受到餓和撐」

「飢餓」是一種非常健康的感覺。所以，能感受到飢餓是身體健康的表現。

網路上的「毒雞湯」總給人們洗腦說：「我們要享受飢餓，因為飢餓時身體在燃燒脂肪。」於是，不少人產生了「只有肚子空空才有安全感，如果吃飽了就會坐立難安」的焦慮。

　　很多人「白天的時候可以忍住不吃，但晚上就不行了，會暴飲暴食。」那是因為大家都在想盡辦法對抗飢餓感，忽略飢餓，但沒能尊重飢餓，長此以往，很可能會導致「神經錯亂」。

　　因為身體是一個聰明的機制，它會有健康的反應機制。神經發出信號，對應的機制調動行為來處理。例如，便意來了，就要去廁所排便，如果老是憋著，刻意忽略這個信號，那時間長了就感覺不到便意了，因為身體就不再發出排便信號了。

　　所以記住：飢餓感不是腸胃發出的信號，而是大腦發出的。過於壓抑飢餓還會導致另一種後果 ──「過食」。何謂過食呢？就是很多人說的「我只能吃到撐，沒有辦法在吃飽的時候停下來」。之所以會這樣，是因為身體很怕吃完這一頓就沒有下一頓了。我小時候也是如此，因為過於限制飲食、壓抑飢餓感，所以我每次都讓自己吃到撐，好像害怕下一頓沒來之前會被餓死一樣，這大概就是身體執行大腦發出的信號的結果。

　　還有一個原因會導致身體無法準確判斷饑飽，那就是：計算熱量。饑飽本來就是自然界生物的正常感受，可是偉大的科學家發明熱量計算法後，很多人就認為根本不用去判斷什麼是

餓、什麼是飽，只要精確算出基礎代謝率，然後遵循能量守恆定律，直接對照著數字去吃就可以了。

於是，久而久之，身體對饑飽的認知也漸漸消失或是不敏感。只要按數字吃，就算覺得沒吃飽，也會對自己說：「我的身體就需要這麼多。」最後感知饑飽的能力就退化了。

另外，按數字吃還可能導致一個後果 ——「自我懷疑」。例如，已經嚴格按照熱量數字去吃了，卻沒有得到想要有的結果，比如明明算好了，每天只攝取 1000 大卡熱量就可以變瘦，但結果卻反而變胖了，或者剛開始按照這個數字吃的時候的確變瘦了，但是後來體重又反彈了，加上身體已經不具備感知饑飽的能力了，就引發身體自我懷疑：「我到底應該怎麼吃呢？」

舉例來說，某個人的基礎代謝率是 1500 大卡，攝取熱量是 1200 大卡，1500 減去 1200 等於 300，300 大卡是此人的熱量缺口，人們篤信數學不會騙人，又有能量守恆定律，所以按照這個數字吃理論上應該可以變瘦，為什麼反而變胖呢？

於是開始各種推論：「難道是菜的烹飪方式有問題？」、「是不是調味料放多了？或是炒菜用的油有問題？」、「今天的番茄太甜了？」等等，最後就不知道到底該怎麼吃了。

再往極端發展，會導致一些更複雜的問題，比如各種暴食、厭食等進食障礙。那麼如何讓自己正常地感受饑飽呢？要開始

修復饑飽信號，可以先試試看下列的飲食法。

❶ 8 拳頭飲食法

將每天的飲食總量設定為「2 個拳頭的主食、水果類」＋「2個拳頭的肉類」＋「4 個拳頭的蔬菜類」。如果覺得吃不飽，那就把主食、水果類的量均分給肉類。比如，可以吃「1 個拳頭的主食、水果類」＋「肉類改成 3 個拳頭」＋「蔬菜類還是 4 個拳頭」，但熱量不能低於 1200 大卡，如此可以避免飢餓。我在完全進行生酮飲食之前，也曾用這個方式先把糖類的量減少。

❷ 食量和進食時間測試法

第一步先做食量摸索。吃飯時，先用一個大盤子把這餐要吃的食物盛出來，大概肉眼預測足以吃飽的量就行，然後這餐只吃這麼多。吃下一餐飯食前，先感受一下自己餓不餓。如果飢餓感非常強，那在接下來的這一餐吃的比上一餐多加半個拳頭的量；如果感覺還很飽，那就減半個拳頭的量。半個拳頭是增減量的單位分量。如果到下一餐進食前開始感到有一點飢餓感，這就是正常的。

第二步做時間測試。把吃完一頓飯的時間設定在 20 ～ 25分鐘，而且吃每一口都要細嚼慢嚥，因為當嘴巴裡塞滿食物

時，人會不自覺地想要快速吞嚥，所以每一口都要吃少一點，再依照自己的速度去增減時長。

另外，禁止邊看電視或影片。看電視時會拉低進食速度，也會導致分心，很可能突然發現設定的時間要到了，才快速吃完剩下的食物。

保持這樣一段時間後，身體就對這個份量和時間有了記憶，以後如果又吃撐了就會不舒服，也就自然避免吃太多了。

❸ 品質優先法

我很推薦大家平常多去學習一些基礎的品鑒食材的知識，然後只選擇同品類裡優質的食材來吃。比如，買牛排只買原切牛排，不買組合肉，也不買醃製過的，換言之，就是要吃得又貴又好。慢慢地，你就會學會為好的食材搭配好的調味料，然後在吃東西時懂得細細品味它的優點。同時，好的食材也會給身體帶來更好的滿足感，並且不會有太多的負擔。

最後，進食要「七分飽」，意思是吃東西時，對於非常喜歡的食物，想再來一份，又有點猶豫，那就表示對食物的欲望開始減退，這時候的感覺往往就是七分飽。

小結一下，一定要多靠體感飢餓來制定信號，不要用熱量和數字判定，這樣身體才會慢慢喚醒正常的信號接收器。

❖「我飽了,可是不滿足」

胃感覺飽了和大腦感覺飽了是兩件完全不同的事情。

舉一個最典型的例子。先吃一大盆輕食沙拉,包括一些雞胸肉和雞蛋白,再喝一杯氣泡蘇打水,這時胃已經滿滿的了,但大腦可能會感覺還不滿足,還想吃重口味的東西,如燒烤、火鍋等。「不滿足感」如果往極端發展,就容易變成暴飲暴食,這一點很多人都深有體會。

究竟什麼樣的食物組合能讓胃和大腦同時感到滿足呢?我查閱過很多研究資料,也指導過很多案例,目前我能提供的一個參考建議是:脂肪加蛋白質的組合最能帶來滿足感。比如,五花肉、鮭魚、牛腩等,這些都是脂肪和蛋白質含量豐富的食材,最能夠讓人找到滿足感。

前面提到了「瘦素」,是讓人感覺到飽,進而停止進食的激素,而飽和脂肪酸會讓身體比較快速分泌瘦素。舉個例子,用豬油炸的薯條和用菜籽油炸的薯條,前者吃起來更容易到飽足,因為豬油富含飽和脂肪酸,而菜籽油則以不飽和脂肪酸為主。

肉類對血糖影響不大,所以不會產生虛假的飢餓感,同時,肉類的熱量和營養都很豐富,可以讓大腦和胃都感到滿足。

3.2

「暴飲暴食」，
確實是一種疾病

　　在開始研究健康飲食之前，我並不知道暴食問題其實廣泛存在，在指導的案例中，我並沒有太多接觸到真正的暴食症患者，但很多人正在走向暴食症的路上。他們當中有人食欲不穩，有人每隔一段時間就要亂吃，還有人正伴隨催吐……

　　很多人習慣把「暴食」這個概念掛在嘴邊，稍微多吃一點就說自己「又暴食了」，但事實上並沒有達到暴食的標準。這不僅是錯誤的認知，而且當那些需要真正解決暴食問題的人向周圍的人求助說「我暴食」時，大家的反應就會誤以為他只是「稍微多吃了點」而已。

　　何謂暴食？如果你一餐飯能攝取 6000 大卡，甚至 10000 大卡以上。這就必須加以重視了。已經到這個程度，建議你尋

求專業醫師的幫助。以下提供一些建議方式，當你開始覺得食慾不穩且增大時，可以先有自我意識。

✦ 食慾不穩，是走向「暴食」的前奏

　　首先，我再說一次：「飢餓感和不正常的進食信號是來自大腦，而不是腸胃。」所以，被不良食慾控制的人會清楚地知道，「我其實不餓，明明不想吃，但一開始吃就沒辦法控制自己不停地塞進食物。」、「我吃的行為跟我大腦想的不一樣，明明只想吃三口，但卻吃了三口又三口，明明胃已經被填滿了，嘴上卻還停不下來。」

　　我曾對有暴食困擾的人做過問卷調查，也從經手過的案例裡總結了以下一些經驗，分享給大家。

❶ 過度節食造成飢餓素分泌

　　如果人生一直在節食，熱量、營養持續存在缺口，造成身體虧空，那身體就會釋放瘋狂吃東西的信號 —— 飢餓素大量分泌。所以，大部分人的暴食是因節食引起的。「節食」可以理解為，長期持續的熱量攝取低於身體的基礎代謝率。

❷ 飲食習慣不好，喜歡吃甜食或者高碳水

這會讓血糖忽高忽低，而這個過程會使大腦產生假性飢餓感。持續高碳水飲食引發胰島素拮抗，也會讓人食欲旺盛。

❸ 來自於心理層面

我觀察大部分人的暴食困擾來自心理層面。

● 過度壓抑食欲

吃東西很喜歡強調「我吃完這一頓（口）就不吃了」，但這樣反而會刺激身體抓緊這一次機會狂吃不止，這就是克制型強化食欲。

● 太在乎體重的數字

我曾經做過一個問卷調查，有 140 多位暴食者參加，問卷中一道題是這樣的：「變成瘦子，我的人生就圓滿了。這個欲望從 1 分到 10 分，你選幾分？」結果 75% 以上的人選了 8 分以上。這說明大家對「瘦」這件事情太過重視了。

● 缺乏緩解負面情緒的能力

很多人太在意體重，只要看到體重有一點點增加，就會焦躁不安，而他們解決焦躁的方法就是「吃」。

如果能有更好的緩解負面情緒的能力，或是剛好處於一個忙碌、充實又開心的環境中，那麼暴食多半就不會發生。

　　但如果生活中經常被一些煩心事困擾，就容易引發暴食。這是因為人體有一種大腦保護機制，當人感覺受到傷害的時候，大腦就會像安慰孩子一樣，讓人去吃點東西。有不少這樣的實驗，先讓被試者受到極端驚嚇，再向被試者提供各種美食，結果都顯示，這時候被試者會比平常吃得更多。

● **不良習慣是自小養成的**

　　有一部分人的暴食困擾是因為家庭教育問題，他們被迫失去了對飢飽的感知能力。

　　比如，飯吃不完會挨打，或從小被父母逼迫著吃東西，一定要吃完他們所認為正確的量，或自己沒有挑選食物種類和數量的機會等。這樣的孩子從小就與食物的關係不好，長大後吃東西也會有強迫性吃完、吃很多的傾向，最終引發暴食。

● **對食物認知的偏差**

　　其實，食物就是食物，嘴巴吃進去，身體吸收營養，廢物被排出體外。這是身體的自然索求。

　　但對某些人則不然，認為工作辛苦了要獎勵自己好好吃一頓、瘦身突破瓶頸期了要獎勵自己吃一頓、開始瘦身了先對自

已說「等我瘦身成功了一定要好好吃一頓」等，這都是「預謀型強化食欲」。

所有類似的這些想法，都是與食欲穩定背道而馳的。

還有一些其他的認知偏差，比如吃 ×××不長胖、吃 ×××能變瘦等。可是其實食物根本不存在「吃了能變瘦」的意義，這代表你沒正確看待食物與你的關係。

對食物的認知偏差會帶來行為偏差，行為偏差會導致進食障礙，也就是暴食或者厭食。比如，一個人喜歡吃又怕胖，於是就出現了嚼吐或催吐這種行為偏差 —— 先在嘴裡咀嚼，然後不吞下去反而吐出來，或吞下後再吐出來。

可這是一種作弊行為，對這行為上癮，可能會導致瘋狂暴食或是身體不知道飢飽感。或是導致你開始厭食，一吃就吐。身體一但失去和食物之間的關係，就可能會引發激素的代謝問題。

✦ 如何走出暴食怪圈

要解決暴食問題，關鍵是要先找對原因。

大多數人以為要克制食欲和改善暴食，應該要「忍」，以為靠意志力就能解決問題。

事實上，出現了暴食問題就說明你的意志力已經沒辦法和身體抗衡了。食欲才會像洪水般無法抵擋，需要做的是從根本修復生態。

❶ 改變認知

暴食必須解決，而且要在發生之前趕走它，或者在發生當中解決它、阻止它。

暴食就像一個家暴男，如果你不跟他徹底決裂，他就會階段性地傷害你、困擾你一輩子。對付家暴男，很難只靠自己的力量來完成。對付暴食也是如此，所以，你需要夥伴，可以和你最信任的人分享困擾，讓他來幫你。最好是找專業的醫生協助暴食問題。多看如何解決進食障礙的書籍來自我幫助也是個不錯的方法。

先找出觸發你暴食欲望的原因，再解決食欲背後的問題。我把引發食欲的原因大概分成以下幾類。

● 激素型暴食

激素濃度不穩定的時候，比如經前或者經期，人會想要吃東西。這時建議吃一些富含鉀和鎂的食物，如海苔、黑巧克力、酪梨等；或者直接補充鎂和鉀營養品，每天各 500mg 以上。

有助於舒緩情緒和提升血清素濃度，想吃東西的欲望也會有所緩解。

● 焦慮型暴食

如果因為工作、感情、學習或其他原因而情緒焦慮，那這種焦慮就很可能會觸發暴食。這種食欲叫作補償性食欲，是身體處於「自我安慰」狀態時發出的進食信號。吃東西可以分泌讓人開心的多巴胺，如果不想藉吃緩解，也可以利用其他途徑獲得多巴胺來補償身體。比如，寫出一個能讓自己感到快樂的20件隨手可做的小事清單，可擼貓、遛狗、歡唱、旅遊、運動等，都可以寫進清單裡，只要自己覺得有用就行。可能這些小事帶來的衝擊感沒有大吃大喝那麼強，但這個清單可以一直更新，慢慢地你就會知道自己做什麼會開心，也就能知道如何對自己好了。

另外，不管有沒有暴食問題，你都必須明白，每個人都會有情緒，比如焦慮、悲傷、憤怒、恐懼，要有跟情緒相處的能力。情緒是可以流動的，即便焦慮的事並沒有得到解決。比如，工作讓你特別焦慮，但突然看到窗外的落日餘暉、樹影搖動，或者接到好朋友的問候電話，你的情緒就開始流動了。所以，本著這個原則，你在情緒上來想吃東西的時候，就告訴自己：

事情解決不了就算了，過一會壞情緒就流走了。如果在情緒不好的時候選擇吃，有的人吃完了之後會更難過，覺得自己破戒不自律，產生更多的負面情緒。

● 空虛型暴食

很多人週末在家什麼都不想做，不想收拾、不想學習、不想工作、不想社交，就想閉在家裡吃東西。空虛、無聊的感受會催生補償性食欲。

對應這種空虛型暴食，大家也可以參考上面的清單法，我也很建議逛逛菜市場或是人多的地方走走，感受一下最真實的人間煙火氣。

很多人的空虛感來自於想要的有好多好多，可是又覺得活不好當下，而人間煙火就是最好的當下。

● 虧空型暴食

身體虧空型暴食的表現有持續性營養不良和熱量低等。這些人腦子裡每天都想著都是要節食、要克制食欲，但又會無法控制地想著各種美食，他們離暴食只差一個爆發點。這種暴食的解決方法就是，吃吧！持續一段時間地吃好、睡好。我最推薦的是：如果你曾經是一個吃得很開心的人，比如，小時候跟爸爸媽媽、爺爺奶奶住在一起的時候，他們做的東西你喜歡

吃，也吃得很開心，那現在就按照那時候的飲食習慣來吃，幫助身體找到安全感。

● 特定壓抑型暴食

特定的暴食是因為過度壓抑造成的，比如過度壓抑碳水攝取等。拿我來說，我本來對碳水既不喜歡也不討厭，可是自從我決定選擇低碳水飲食或者生酮飲食的那一天起，我就開始喜歡它了。瘋狂壓抑自己對某種食物的欲望，反而會適得其反。

所有能擺上餐桌的食物都是可以吃的，只是很多人出於體重管理的需要和健康訴求，不得不選擇性地吃。面對特別喜歡卻需要克制的食物，我們可以先問自己：「我需要吃它嗎？」

自然界沒有任何生物吃東西是為了「好玩」，都是有需要才去吃的。現在所謂的「離不開」的食物，幾乎都是非天然的加工食品。有的人說水果總不是吧？可事實上，我們現在能吃到的水果很多都是人工培育的高糖、多肉品種。

其實，想要暴食某種特定食物，可能本質上是迷戀口感。有了這種打從心底的認知，要戒掉暴食或嘴饞才會比較容易。

所以，每次想要暴食某種特定食物時，可以反覆問自己：「我需要吃它嗎？」當明白不需要時，我們就會理性很多。也可以儘量創造不與它接觸的機會，也就是別購買，從環境上規避。

總結一下，除了情緒性食欲、補償性食欲，其他的食欲幾乎都來自認知，比如誤認為「少吃能瘦」，所以才會壓抑食欲、節食，因而觸發食欲。

為什麼有的人會情緒性進食，有的人情緒不好的時候卻完全不想吃呢？我的分析是，如果曾經在一次情緒不好的時候吃了點東西並感覺舒服了，那麼你便習得了這種方法。或者，如果小時候你在哭鬧的時候，父母都習慣用一點零食、糕點來解決你的情緒問題， 那麼你便從小習得了這種方法。

所以，想解決關於食欲的「洪水」，上游究竟應該種什麼品種的樹，你得自己分析，按照這樣的思路舉一反三。這對於修復你和食物的關係、和身體的關係，是大有裨益的。

❷ 暴食發生過程中如何停下

這裡介紹幾個簡單的方法。

● 控制心率法

這個方法來自「自控力訓練」的心理實驗。

有時候我們覺得暴食行為已經失控了，但真正的失控是有一些生理指標的，比如心率加快。

所以，當我們意識到自己已經開始暴食了，可以先測一下

心率。正常狀態下人的心率是 60 ～ 100 次 / 分鐘，如果這時已經達到了 110 次 / 分鐘甚至 120 次 / 分鐘，那就先解決心跳過快的問題。可以透過做深呼吸，把一呼一吸控制在 15 秒左右來降低心率。此時我們沒有控制食欲，而是在控制心率，如此既可轉移注意力，又能在監測心率的過程中不知不覺地打斷暴食行為。關於這個方法我也分享過短影片，很多學員親測後都表示非常有效。

● **環境改變法**

從心理學角度來說，改變環境是更好的做法。出門走走、逛逛菜市場，逛逛樓下的街區，和鄰居聊聊天等都是不錯的選擇。

● **行為干預法**

塗口紅是一個很好的方法。許多女生吃飯，吃飽了就開始補妝、塗口紅。所以，塗口紅從某種角度上來說，也可以被理解為一種行為暗示：告訴身體已經吃好了，沒有食欲了。

以此類推，刷牙也是。因為刷牙的場景是在睡前，刷牙後就不會再吃東西了，這也屬於一種行為暗示。所以，如果意識到又開始暴食了，那就去刷牙吧。如果外出不方便刷牙，可以隨身攜帶便攜漱口水來代替，也有一定的效果。

當然，以上這些方法有一個最大的阻礙，那就是心理暗示。其實，很多人在暴食時，是能意識到自己正在暴食的，但是他們會一直暗示自己：「我就吃這麼一次。」、「我以後再也不這樣吃了！」、「我明天就斷食。」、「我接下來斷食 3 天。」等等。所以暴食永遠在循環，從未被打斷過。

但只要成功改變過一次，就會產生信心，怕的是一直不開始改變。每次干預成功後，記得表揚自己、肯定自己，之後的狀態會越來越好。

❸ 暴食結束後要做什麼

很多人無法在暴食開始前或者暴食發生時進行干預，但如果在暴食結束後能好好調整，也是可以防止下一次暴食再發生的。

如果身體和體力允許，可以做一些輕量的運動，幫助穩定血糖，比如散步。如果真的吃太多，腸胃負擔過重，可以服用一些營養品和藥物促進消化，但絕不能吃瀉藥喔，因為吃瀉藥等同於在撕裂你和食物之間的關係。

暴食後最常伴隨的情緒是後悔、懊惱、羞恥和極度難過，甚至瞧不起自己。

很多學員跟我說：「楊老師，我每次暴食後都會斷食，但

在斷食後又會再一次暴食。無限循環。」這就是典型的暴食後遺症。但這樣做直接導致了兩個後果：一是當下抓住一切機會多吃，二是採取了錯誤的補救措施，也就是暴食後過度斷食。

既然有暴食的問題，那就不適合採取任何斷食行為，相反，要做的應該是接納，放鬆心情，當天晚上好好睡覺，不去想任何與補救有關的事情。

休息好之後要做的，就是認真規劃從明天開始如何正常好好吃飯。如果由於昨天吃多了，早上腸胃不舒服，那可以不吃早餐，或者喝一杯無糖銀耳湯。從中午開始正常吃飯，千萬別想著昨天吃多了所以今天要斷食。很多人的循環暴食就是從暴食第二天斷食開始的。我認為「暴食挽救」其實是最要不得的。如果挽救的方法有用，那麼下一次暴食就一定會發生，而且在暴食的當下你會想著，反正可以事後挽救，那麼當下的暴食非但不會停止，反而會讓自己吃更多。

所以，暴食後要思考如何好好吃飯、定時定點吃飯，恢復正常人吃飯的節奏才是最重要的。

如果你身邊有一個與食物關係最好的人，可以多與他一起吃飯。如此，我們可以模仿會享受吃東西的人吃東西，但不能簡單、粗暴地去讓身體挨餓。

⊹ 如何找到自己的科學食量

如果你跟食物的關係相當不好，那就需要藉由物理方法來找到自己的科學食量。我最推薦的方法是「8 拳頭飲食法」，前文已經介紹過，這裡不再贅述。

這種方法可以避免計算熱量和重量所帶來的焦慮感，以食物已經被烹飪好了的狀態來目測體積即可。

計算熱量在這裡只是輔助作用，只要 8 拳頭食物的總熱量不低於 1200 大卡就行。這 8 拳頭食物裡最重要的熱量來源就是 2 拳頭的肉類，所以要選擇脂肪含量高的肉類，或者多加半個拳頭的肉類。一旦適應了這種狀態，以後再吃撐，就會覺得很不舒服，這也就表示你已經找到自己的科學食量了。

後面的章節還會講到細嚼慢嚥的方法，與 8 拳頭飲食法結合使用更有幫助。

3.3

 「瘦身」也要順應人性

　　在瘦身過程，減肥者還有一個常見的迷思，會不停地把瘦身難度提高。事實上，瘦身應該「順應人性」，如果你總是給自己找困難、增加負擔，那有一天情緒就會因為委屈而崩潰。

⊹ 健康飲食強迫症

　　「所有的東西都要吃最乾淨、健康且無汙染的。」很多人應該都是這樣想的。請大家思考一個問題，這個飲食觀到底是幫我們變健康了，還是變成了負擔，變成一種強迫症，從精神狀態上來說，讓我們變得更不健康了呢？

　　這種「健康飲食強迫症」通常有什麼常見的表現呢？

1. 不敢外食，因為有反式脂肪酸，而且油脂不好、調味料不好、食材也不好。
2. 飲食必須低油、低鹽，吃水煮或清蒸的。
3. 必須高蛋白、高纖維。
4. 抗拒社交，別人一約吃飯就焦慮。
5. 每天都要嚴格計畫飲食，如果不按計畫就沒有安全感。
6. 打從心裡瞧不起那些「放肆吃喝」的人，把自己歸為「更高級」的人。
7. 特別依賴食品包裝上的成分表，如果沒有熱量和成分標示的食物就不敢吃。
8. 每天不吃保健品就沒有安全感。
9. 把身體的一些變化跟食物畫上關聯，比如今天早上體重稍微重了一點，就懷疑昨天的飲食出問題……

有以上這些習慣的人遇到聚餐、約會或外食，就會焦慮不安，無法享受食物和社交帶來的樂趣，幾乎可以說是社交焦慮症，這就是健康飲食強迫症的典型表現。解決這個問題需要兩步。

第一步，瞭解健康飲食強迫症這個概念，並正確認知自己有這些症狀，需要調整，同時先認知這種強迫症並非絕症。

第二步，練習不評判、只記錄。不要去評判某種食物好不

好、健康不健康，只用紙筆把正在吃的食物全部記錄下來。記錄約 1~3 個月後，一份屬於自己的「大數據」就形成了，然後再去觀察記錄與健康食物做個比對，如果大多是原型食物，而不是加工食品，那就沒問題，別對自己要求太高。

記得，「人生不要永遠追求標杆，吃東西也沒有絕對的純淨。」一切就是方便且盡力就好。

✛ 運動強迫症

「運動強迫症」也是很多人瘦身過程中覺得辛苦的原因。很多人其實打從心底不愛運動，他們無法從運動中獲得快感，運動的唯一理由是瘦身。當把瘦身作為運動的第一目的，生怕一不運動就會發胖，這就屬於運動強迫症了。

極端一點的人還會一直想著運動需不停加量，每天只要運動不完成就沒有安全感，感到焦慮。如果你也有運動強迫症的問題，可以嘗試與身邊真正享受運動的人交流一下，你會發現，真正喜歡運動的人感受是：如果某天沒有運動，那他們可能會身體不舒坦，但絕不會焦慮。

如果運動帶給你很大的壓力，不管是身體上的還是精神上的，皮質醇濃度都會上升，身體會開啟合成模式或者緊張模

式，瘦身會變得更加困難。

　　所以對於減肥中的人來說，我並不建議把運動納入瘦身必要項目中，它只是加分選項。如果合理控制飲食的基礎上還願意加上運動，就能加分；若不願意運動也不需要勉強自己。

　　對於原本不愛運動的人來說，在瘦身過程加入一些中輕量的運動就可以了，如慢跑、快走等，這些運動可用來放鬆身體、穩定血糖。也可以做 20 分鐘左右的中輕量力量訓練，或者根據自己喜好去選擇相對喜歡的運動。

　　如果你真的不喜歡或身體狀況不佳，那完全可以停止運動。不要給身體施加壓力，更不要讓運動成為一種負擔。我本人的瘦身過程就是零運動的，當然，也有一些美中不足，那就是在我快速瘦下來之後，身上的肉鬆垮垮的，但體脂率還是降下來了。至於如果塑形增肌，那就與瘦身是兩個維度的事了。

　　總之，運動只是為瘦身加分的，如果不能讓自己高興，那就不要運動。或許聽起來有點不可思議，但何不試試看呢？

✢ 別一直切換瘦身方法

　　我以前也這樣，「一直在切換瘦身法」，我知道很多人目

前還是這樣做。網路上也有很多博主不停地測試各種瘦法，然後告訴大家自己瘦了，可事實上並不是真正瘦身成功。

頻繁切換瘦身方法的人，一般分為兩種：第一種是急於掉體重且沒有太多瘦身知識的人，一旦體重持續幾天沒有下降，就覺得這個方法沒用，馬上換一個；第二種是自我高估的人，斷食、單一食物瘦身法等，一開始都覺得自己可以做到，但結果就是堅持幾天就受不了，趕快換一個。

如果對要做的事情不了解，或者對自己認知不清，就無法把事情做好。所以，頻繁切換瘦身方法的人不可能瘦身成功。

❶ 頻繁切換瘦身法讓身體沒有安全感

● 身體覺得緊張，沒有安全感

不同的瘦身方法，特別是差異很大的瘦身法，對身體的刺激是完全不一樣的。頻繁切換瘦身方法只會讓身體被迫開啟緊張模式。人們常說的：「反覆瘦身後身體就疲乏了，好像怎麼減都減不動了」，其實這就是因為身體緊張了。

● 可能會錯過適合自己的瘦身方法

有些方法需要持續一段時間後，才會把人體內的激素拮抗調整過來，然後才能開始真正發揮作用，但頻繁切換瘦身方法

的人還沒等到這個時候就已經換其他方法了。

● **加重瘦身的焦慮感**

　　因為覺得嘗試過這麼多方法了還是沒效果，瘦身真的太難了，所以一想到「我正在瘦身」，就覺得心情沉重、焦慮。

❷ 糾正：每個方法至少需做 3 個月

　　如果你已經試過很多種瘦身方法，效果都不明顯，那麼就從這些方法中選一個執行起來感覺最舒服、最不痛苦的，每次至少得堅持 3 個月。瘦身要順應人性，「堅持下去」的前提是要先讓身體舒服。後一章會介紹一些可供你參考的方法。

✛ 每天都要量體重，更加焦慮

　　很多瘦身者習慣每天量體重，但數字其實是這個世界上給我們帶來最多安全感，同時也帶來最多焦慮感的東西。

　　數字之所以會帶來焦慮感，是因為我們不清楚它代表什麼意義，我們只看到了數字。比如，你的體重多了 1 公斤，你可能就會尋思：「這是水腫還是長肉？如果是水腫，是什麼原因導致水腫呢？昨天晚上沒有吃很鹹的東西啊？那一定是長肉了

吧？可我昨天也沒有亂吃亂喝呀……」

其實身體是一個神奇的整體，導致水腫或者體重波動的原因有很多，可能是因為昨天天氣變冷了，或因為昨晚沒睡好，也可能是因為昨天跟老闆或家人吵架了，焦慮感引起激素濃度變化導致了體重波動……

所以，如果數字會讓你焦慮，又沒有辦法控制它，那就不要每天量體重了。很多人甚至會因為體重的數字變化而一整天心情不好，甚至引發暴食，那就更應該把秤藏起來。瘦身期間，我建議一周或者半個月量測一次就好，重點是看體重曲線的變化，如果曲線走向整體向下，那就證明體重管理有效。

再補充一個知識點，秤上顯示出來的數字，如體脂率、肌肉率等，只能作一個粗略的參考。因為這些是透過電極片釋放電流去測試人體內的電阻推算出來的，而電阻跟水分含量有關，如果身體裡的水分含量發生了變化，比如水腫了或者脫水了，這數字也會出現無解的波動，比如體脂率異常升高或肌肉率異常降低等。如果太過糾結於這些數字，那麼就會由此而生無解的焦慮。正確的辦法就是每隔一段時間看一次曲線變化，還有，每次量體重時要注意身體狀態是否一致。如果前一天有特殊情況，如宿醉、失眠或經期等，當天就不要量體重了。

✦ 減肥拖延症：準備好才要開始

大多數人的拖延症就是從「太認真」開始的。

常有人問我：「楊老師，我要認真瘦身，已經在你的直播間買 ×××了，我還需要再準備些什麼呢？」我相信你身邊一定有很多人，甚至是你自己，還沒開始瘦身就準備了一屋子「裝備」，並且一直在準備中 —— 不管是物質上或心理上的。

這種心態會把一件本來不那麼難的事情變得很難。「一切都準備好了」，想挑一個好時機才開始，比如要避開聚會、應酬、生日，避開一切不利的因素等。可生活中本來就充滿了變數，於是很久過去了，瘦身還沒開始……

瘦身本就該是一件很日常的事情，選擇一個飲食方法並在日常生活中加以應用，而不是「我馬上要開始一件很難的事情，所以要做好萬全的準備」。

先開始吧，邊做邊看。執行正確飲食方法的過程中會收到回饋的，遇到需要改變的再準備即可。

以上論點是希望大家能在瘦身過程中儘量不給自己增加負擔。瘦身本來就不易，何必還要自己為難自己？其實這些難處都來自於正確認知，把認知修正了，瘦身才會更加輕鬆。

　　這裡補充一個我常在短影片裡提及的概念 ——「瘦身透支」。「透支」這個詞常與金錢聯繫起來，我們常常教育年輕人，不要過度刷卡透支消費，因為它透支的是人們未來生活的可能性。

　　在各種瘦身方法之間來回切換，是一種典型的透支型瘦身，透支的是變成瘦子的可能性。身體不信任你了，於是鎖住了你的體重定點。

　　常見的透支行為還有「亮底牌式瘦身」，瘦身一開始就拉滿強度，同時啟用 A 方法、B 方法和 C 方法，起初體重下降很快，但馬上進入瓶頸期，這時已經透支了瓶頸期可採用其他方法的可能性。然後發現，稍微一放鬆體重就反彈了。

　　再比如我們經常掛在嘴邊的「節食瘦身」，節食會讓身體的飢餓素活躍，在節食結束後超過一年的時間裡，飢餓素可能都很活躍，食欲持續不穩，慢慢復胖，甚至更胖，連本帶利地還回去。所以，制訂瘦身方案的時候，先問問自己「我在透支嗎？」，然後理性地面對瘦身。

3.4

 破除瘦身裡的各種迷思

　　我研讀了很多科學文章和國內外研究成果後，做了一個結論：我認為最好的瘦身法是別吃早餐，晚餐吃好，可吃燒烤、火鍋，可以大魚大肉。我希望把這些結論用更通俗易懂的方式和大家分享。很多學員願意一試，結果都真的瘦了；而不願意嘗試的人就說：「你在亂講！這是妖言惑眾！接下來，我們就來盤點最深入人心的瘦身偽科學。

✦ 迷思 01：
「不吃早餐不健康、會長胖」，是嗎？

　　提出「瘦身別吃早餐」理論時，我聽到了兩種反對的聲音。

● 謬論一、「不吃早餐無法開啟一天的代謝。」

　　我知道以前很多自詡專家的人說：「不吃早餐一天都不會餓，但若吃了早餐，那到快中午的時候反而會更餓。這是因為早餐幫你開啟了一天的代謝。」說完後還會露出自信的笑容。但我猜測，若「代謝」聽到這些話，肯定會一臉懵懂：「我需要用早餐來開啟嗎？」

　　其實吃了早餐會餓，是因為如果食物選得不對，就會造成血糖波動，因而身體就更感到飢餓；如果不吃早餐，血糖和胰島素都不波動，食欲就會平穩，而且是全天相對平穩。所以，我建議瘦身的人別吃早餐。

　　人處於深度睡眠的時候，身體會分泌生長激素，促進肌肉合成和脂肪分解。生長激素會隨著胰島素的分泌而被壓抑，所以如果不吃早餐，就不會分泌胰島素，那生長激素帶來的燃脂福利就會一直持續。

　　如果一定要吃早餐，那就吃不刺激胰島素的食物，比如蛋白質類、脂肪類和富含膳食纖維的食物，而不去吃傳統的糕點、麵食、粥類。

● 謬論二、「不吃早餐會得膽結石。」

　　這是個迄今為止一直沒有被證實的理論。根據調查資料顯示，

得膽結石的人，幾乎有一半是有吃早餐的，另一半是不吃早餐的。

　　當然，我並不是建議所有人都不吃早餐，但我認為正在瘦身期間，不吃早餐會是更好的選擇，比不吃晚餐效果更好。

⊹ 迷思 02：
「瘦身應該不吃晚餐，因為晚上代謝慢」，是嗎？

　　有很多人選擇不吃晚餐來瘦身。但我認為，這是非常不明智的，原因如下：

- 沒有研究證明「晚上代謝慢，早上代謝快」。
- 「一日三餐」本身就是一個偽概念，沒有規定每天都一定要吃三餐或兩餐或一餐，「一日三餐」原先是從西方國家傳來的，並不是亞洲人的傳統理念。不管早餐、午餐還是晚餐，地位都是一樣的。
- 晚餐和第二天早餐之間相隔約 12 小時，如果不吃晚餐更容易餓，這時候和不吃晚餐相比，更不健康的是吃下各種零食或是加工食品。
- 很多人決定不吃晚餐，可總堅持不了，晚上又偷吃，吃

完更產生負面情緒,這些負面情緒會影響皮質醇及相關的激素濃度,結果反而不利於瘦身。

- 即便晚上真能忍住不吃東西,但是飢餓狀態會影響睡眠品質。如果睡不好,生長激素就減少分泌,不利於瘦身,同時還會流失肌肉。

- 白天的工作和生活已經消耗了許多「精氣神」,所以晚上是人意志力最薄弱的時候,這時候沒有必要用飢餓再給自己增加負擔。

- 好好且滿足地吃了頓晚餐,只要後面空腹時間夠長(有的人甚至能空腹 16 小時以上),如此就能消耗掉晚餐,也不會變胖了。

- 晚餐是很多人心中最重要的正餐,內容通常相當豐富。如果因為瘦身直接省略掉晚餐,但維持早餐、午餐不變,造成熱量缺口和營養缺乏,時間一長可能會引發如食欲不穩、暴飲暴食、營養不良型水腫等,導致身體開啟保護模式,讓瘦身變得更困難。

- 晚餐通常也具有強烈的社交功能。如果不吃晚餐讓你覺得委屈、辛苦,必須苦苦「堅持」,那瘦身勢必很難持續。

所以結論是:如果想藉間歇性斷食以省略一餐來達到瘦身,

「不吃早餐」才是最科學的。當然，不管你選擇省略哪一餐，都可以增加空腹時間，有利於燃脂，但我自己的經驗是省略早餐對於瘦身來說其體驗感、持續性是比晚餐更好的。

有一點需要注意，省略一餐來瘦身，不是簡單粗暴地少一餐，而是要把少掉這餐的份量分配到其他兩餐裡。這些細節在後面的章節會有詳細介紹。

還有一個基本的健康觀念：人體會自動適應生活節律性。如果你每天規律地吃早餐和午餐，那麼身體會適應；如果你每天規律地吃午餐和晚餐，身體也會適應。

有人說，如果不吃東西，胃酸分泌會傷害腸胃。而真相是：吃了東西身體才會分泌消化液。如果你每天下午 6 點吃晚餐，那胃也會差不多那個時候開始分泌胃酸。但如果某天突然不吃晚餐了，剛開始胃還是會分泌胃酸，但過幾天，胃會發現不需要消化東西了，就不分泌胃酸了。身體的自動適應性和自我平衡機制是非常強大的。

有些人因為作息日夜顛倒，每天都睡到中午才起床吃飯，這樣還需要中間起來吃早餐嗎？當然不需要，因為身體已經習慣你不吃早餐了。所以，自己的現實生活條件，才是制訂自己的飲食方案的標準。

✛ 迷思 03：
「瘦身時應該多吃蔬菜、水果」，是嗎？

「多吃蔬菜、水果」這句話本身沒有任何問題，但不要和瘦身連結。多吃蔬果可以補充維生素和膳食纖維，但如果想要瘦身，是應該「多吃蔬菜」。除了蔬菜之外，脂肪和蛋白質才應該占飲食的主要占比。

傳統觀念裡「瘦身時應該多吃蔬菜、水果」，很多人就決定直接用水果來取代正餐，如晚餐只吃水果，而這導致了身體攝取過多的糖。而且，現在市面上的水果和以前的水果也大不相同，農夫們精心培育下，糖含量往往很高。水果中的糖以果糖、蔗糖和葡萄糖為主，會刺激胰島素分泌，導致發胖。攝取果糖後，身體會先將其儲存在肝臟裡，因為人體的代謝順序是先消耗葡萄糖，葡萄糖用完之後才會消耗肝臟裡的果糖。但肝臟中果糖的儲存量是有限的，當儲存不下了，果糖就會在胰島素的作用下轉化為脂肪。

所以你是否看過有些人瘦瘦的，也不喝酒，卻檢查出脂肪肝，可能就是果糖惹的禍。還有，許多人吃水果還會搭配一杯優酪乳，含糖優酪乳糖分高，無疑是雪上加霜。

或許你還想爭辯，水果營養價值高阿，但其實蔬菜的營養

價值更高，蔬菜可補充膳食纖維、鉀、鎂及維生素，非常適合瘦身時吃，但也不可完全只吃蔬菜，如此會造成持續性營養不良和熱量過低。而且蔬菜中含有脂溶性維生素，比如維生素 E，需要配合油脂才能夠被人體吸收。

還有一個謬論是：蔬菜要生吃，認為這樣蔬菜才是「活」的，能提供更好的營養。話聽起來沒問題，但是有些人身體無法耐受生食蔬菜裡的植酸、草酸、單寧等其他成分，而大部分這些成分烹飪後會消失。以中醫來說，有些人脾胃不好，身體寒涼，也不建議吃太多生食蔬果，我個人就非常不喜歡吃生食，生食會讓我感覺身體不舒服，所以我幾乎很少吃生菜或喝蔬菜汁。

綜上所述，結論不是「瘦身時該多吃蔬菜、水果」，而是應該在吃優質脂肪和蛋白質類食物的基礎上，再配以大量蔬菜，而且最好是綠色葉菜類，至於你喜歡生吃還是煮過之後吃，可以按照自己的身體感受。

╬ 迷思 04：
「瘦身要少油，油脂熱量高」，是嗎？

瘦身應該要「攝取脂肪」，這些年有非常多討論攝取脂肪

和生酮的書，也有非常多的案例以及參考文獻可證明，脂肪以前被我們過度汙名化了。

很多人覺得瘦身一定要減少熱量攝取。1g 的碳水化合物和蛋白質的熱量是 4 大卡，1g 脂肪的熱量卻是 9 大卡。所以以前脂肪對減肥者來說是非常敏感的存在，零油脂、低熱量以往是健康瘦身食品的主打訴求。

想告訴大家一個知識點 —— 熱量也是有「好」、「壞」的，或者該說分有效和無效的。

熱量分為兩種：一種是不發胖的熱量，另一種是會發胖的熱量。區分的標準就是看熱量來自於什麼食物。舉例來說，如果這種熱量來自油脂（脂肪類食物），因為脂肪幾乎不影響胰島素分泌，這種熱量就是不會發胖的熱量；但如果熱量來自糖或澱粉（碳水類食物），會讓胰島素上升等，那麼這種熱量就是會發胖的熱量。

為了方便理解，我給大家列個公式。**脂肪 + 蛋白質 = 無效熱量。**

很簡單，比如雞蛋，如果只吃雞蛋白，其中的蛋白質的胰島素指數（對胰島素的影響程度）是 55 左右；如果吃全雞蛋，把富含脂肪的蛋黃一起吃下去，那麼胰島素指數只有 23 左右。所以，吃全蛋和肥瘦相間的肉，對瘦身是很幫助的，幾乎不影

響胰島素，而且它們會讓大腦覺得滿足。因為肉裡的飽和脂肪酸會讓身體快速分泌瘦素，讓我們覺得吃飽了，所以肉吃多了會覺得膩。堅果裡也含有豐富的脂肪，但我們吃起堅果來為什麼會停不下來呢？因為堅果裡的脂肪屬於不飽和脂肪酸，它比較難刺激瘦素分泌。

瘦身期間不要怕吃肉，如果食欲不穩反而要多吃肉。穩定胰島素就不發胖，還需要減少糖分攝取。那除了脂肪 + 蛋白質的組合，還有哪些無效熱量呢？

純脂肪：比如防彈咖啡、乳酪等；膳食纖維 + 脂肪，比如酪梨、無糖的黑巧克力等；純膳食纖維，如銀耳、蒟蒻、燕麥麩皮等。生酮飲食就是宣導大量攝取脂肪，適量攝取優質蛋白質和極低碳水。很多人執行生酮飲食，頓頓吃肉，結果真的變瘦了。

市面上還有「杜肯飲食法，Dukan diet」這種低脂、低碳水、高蛋白的飲食方法，會確保大部分熱量不來自碳水，而來自蛋白質，而蛋白質對胰島素的波動影響遠低於碳水，所以這個方法也可以瘦身。

還有一個理論是脂質新生，意思是說身體會把非脂肪物質轉化為脂肪並儲存起來。當身體遇到一些特殊情況時，脂質新生的效率就會提高。根據一些研究發現，如果長期採用低脂飲

食，油脂攝取過少，那麼身體把其他非脂肪物質轉化為脂肪的效率就會變高，人也就會更容易胖。而且若長期實行低脂飲食，也會降低瘦素濃度，使食欲變得旺盛。

✦ 迷思 05：
「吃素可以變瘦」，是嗎？

很多人覺得吃素會變瘦，但又疑惑，為什麼茹素者卻似乎更胖呢？而且素食者的糖尿病發病率比非素食者要高。

某些素食者大聲宣揚吃素熱量低，而且可以瘦身，但是忽略了素食中有非常多刺激胰島素分泌的食物，如米飯、麵條、甜食等，而胰島素的劇烈波動才是發胖很重要的原因。

因為素食者不吃肉，但是只吃大量蔬菜來滿足足夠的營養和熱量不容易，所以還必須吃大量的主食，但是這會導致比非素食者攝入的糖類更多。而長期高碳水（糖）攝取下還可能誘發胰島素拮抗，使人慢慢變胖，甚至導致糖尿病。

所以，素食者必須多選擇非澱粉類的蔬菜，同時搭配更多的油脂及素食蛋白質，才能補充足夠的營養和熱量，這才是素食者瘦身的正確方式。

✢ 迷思 06：
「少量多餐，不會變胖」，是嗎？

「少量多餐」是我在瘦身和健康飲食兩方面都絕對不會宣導的習慣。第一，每一次進食都會引發胰島素波動，當胰島素濃度達到一個臨界點時，就會打斷燃脂，甚至導致身體開始合成脂肪。第二，少量多餐會讓人失去與飢餓相處的能力。比如，有些人經常低血糖就是很典型的例子。人體有一種功能叫作糖質新生，可以把體內的非糖物質轉化為葡萄糖來穩定血糖，所以一般人不會出現低血糖。但如果一直吃，大量攝取糖，那麼身體很可能就會失去調節功能。還有，有些人感受不到飢餓，可能也感受不到飽足，這也是身體調節功能出了問題。

有人問：「午餐和晚餐之間如果餓了，能吃什麼加餐呢？」這時我想反問：「兩餐之間的飢餓感是真的飢餓嗎？如果午餐多吃一點還會餓嗎？」

如果你不管吃多少，兩餐之間都會餓，那就有可能純粹是習慣或嘴饞問題，這種大腦假飢餓感，不是真實的身體需求，這是需要調整的。

我記得看過 BBC 的紀錄片《藍色星球》，一條大鯊魚大吃一頓，解說員說：「接下來的半年，它都可以不用進食了。」

動物如此，其實人也一樣。一天到晚想加餐，其實是違反自然的。

第三，少量多餐會攝取更多的添加物，通常下午茶或點心都會吃加工食品，含有反式脂肪酸、糖等，反而增加身體發炎的機率。第四，少量多餐會破壞人與食物的平衡關係。所以，為什麼不試著培養好好吃正餐的習慣，非得加餐呢？

第五，少量多餐的習慣會降低工作效率，也增加經濟負擔，降低專注力。在同樣的條件下，如果在上班時間不加餐，工作效率一定會更高。經過長時間的調整，我自己目前已經養成一天只吃一餐的習慣，我可以從早上就開始高效工作，直到晚上結束工作後再好好進餐。如果一天要吃三餐甚至更多，對我來說，工作效率反而更低。

從自然法則的角度來說，需要一直吃的生物往往不是高級生物，是很容易被淘汰的。

第六，我們還是討論最根本的代謝問題。通常人類在進食後 4 小時內，身體是處於燃糖模式的，4 小時後，血液裡的糖類會先消耗完，在腎上腺素、皮質醇等激素的作用下，消耗肝臟和肌肉裡的糖並開始部分燃燒脂肪，進入糖油混動模式。在肌肉、肝臟裡的糖消耗完後，才進入純燃脂模式，也就是大家追求的高效燃脂狀態。而少量多餐理論卻是與之相悖的。執行

斷食 12 小時以上，人體的自我修復機制，也就是「自噬效應」
（編注：日本的科學家大隅良典 (Yoshinori Ohsumi) 發現，適時的讓自己斷
食並保持飢餓，會引發體內細胞進行「自體吞噬」(autophagy)，清理細胞
代謝物，還能治療一些疾病。）才會啟動，輕斷食瘦身法在後面的
會詳細介紹。

　　第七，大部分的少量多餐最後都變成了多吃多餐。所以我
要提醒減肥者，不要陷入零食商人的行銷圈套裡，除非身體有
特殊情況，比如有胃病，或是有其他醫生特別提醒的病況，那
就只能選擇少量多餐了。

✛ 迷思 07：
「瘦身一定要學會計算熱量」，是嗎？

　　以前主流瘦身觀念是，「計算熱量」對減肥來說非常必要。
其實我不是認為具有計算熱量的能力不好，但事實上一般人很
難有準確計算熱量的能力。

　　最明顯的一個難點是，雖然可以查到食材的熱量，但食材
都是農產品，每一批或不同產地、品種的糖度、水分都各不相
同。以番茄為例，新疆產的番茄和四川產的番茄，糖含量就不

一樣，因為光照條件不同，熱量能完全一樣嗎？

以五花肉來說，有時候油一點，有時候瘦一點，料理方式不同也會影響，雖然我們算總概括值，但事實上熱量是很難非常精確計算的。

我不是反對大家計算熱量，但就怕會造成有些人非常依賴食品包裝上的熱量標示，沒有標示就不敢吃，甚至引發攝食焦慮，精算了熱量卻沒瘦，甚至變胖，開始各種自我懷疑……

所以「計算熱量」可以作為瘦身時的約束和輔助，幫我們把進食狀態設定在一個安全範圍之內。例如，想控制體重時，每日熱量攝取不能長期低於 1200 大卡，這是一個臨界值。

那麼什麼時候需要計算熱量？舉個例子，如果你持續一段時間感覺食欲不穩，老是想要吃，尤其是最近一直在控制飲食。這時候你就要粗略地計算一下每天吃的總熱量是不是低於 1200 大卡了。但注意，計算時使用生重（生食材的重量）對應的熱量。如果確實低於 1200 大卡了，那麼你就該加大食量，可以增加好油脂，不能讓熱量一直低於 1200 大卡。

計算熱量只是工具，應該用它來幫助我們檢測、簡化或設定飲食計畫，提高瘦身效率，而不是用它來加重心理負擔。

3.5

 重新打造
「新減肥瘦身觀」

正確瘦身觀決定了你是不是真的走對路。網路上關於瘦身、減肥的觀念繁多，看得讓人眼花撩亂。很多人因此出現總是觀望、啟動困難、無法堅持和多次體重反彈等問題。如果沒有樹立好正確的瘦身觀，心理認知不成熟，就會在瘦身的過程中偏離軌道。所以這個小節要談談正確的減肥瘦身觀。

∻「瘦身成功」的定義是什麼？

醫學上認定「瘦身成功」，是指達到理想體重，並且維持這個體重超過兩年以上。根據國外很多關於瘦身的跟蹤實驗，觀察期一般為 144 周，差不多是兩年多的時間。根據統計，瘦

身成功的人數在所有瘦身族群裡的占比不到 2%。換句話說，
真正瘦身成功的人非常少。

身體需要對體重產生記憶點，然後體重才會穩定下來。銷
售瘦身產品的人都會建議你為「鞏固期」多囤點貨，因為「讓
身體記住一個體重至少需要 3 個月」。其實「3 個月」身體只
能形成一個初步的「記憶」。

體重管理的重點不在於瘦身的速度有多快，而是達到理想
狀態後如何維持。所以選擇的方法就尤為重要，如果不是可以
長期執行的方法，無法堅持兩年以上，就不能算瘦身成功。所
以我後面建議的瘦身法，都是以可以養成習慣為前提出發的。

如果你想著先用極端的方法瘦下來，然後再用溫柔的方法
去保持，那成功機率是很低的。因為從極端變溫柔，體重會瘋
狂地反彈。所以，速度快不代表是否瘦身成功，關鍵在於找到
方法不復胖。

✛ 瘦身，減少的是不良生活習慣

澳大利亞有實驗記錄顯示，快速瘦身和慢速瘦身的體重反
彈率是差不多的。但如果選擇速度適中的方法，讓體重平穩逐

步下降，慢慢將飲食方式養成習慣，那麼成功率就會提高。

　　這裡提到的反彈率，是指在離開營養師或專業指導後，受試者恢復原來的飲食習慣，結果導致再發胖的概率。如果能堅持執行營養師的建議，並把這些建議變成你的生活方式，那麼通常就不會反彈了。所以，瘦身不是減脂肪，它的實際意義是減掉不良的飲食、生活習慣，同時養成瘦子的習慣。

✛ 瘦身黃金三七定律

　　我總結出一個**瘦身黃金三七定律：三分力氣給瘦身，七分力氣留在鞏固期。**

　　很多明星推薦的雞蛋黃瓜瘦身法，堅持一周也很不容易。前三天清水斷食的 21 天瘦身法，可能直接讓人身體虛脫。

　　還有各種單一食材瘦身法，如週一只吃 A 食材，週二只吃 B 食材，可是這樣能堅持多久呢？還有一堆瘦身中心推薦的瘦身專案，不管是服務還是產品，通常附帶條件都很苛刻，執行起來特別吃力，沒有足以養成習慣的特質時，請果斷放棄它。

　　任何一種瘦身法，如果需要過度打亂原本的生活，如正常社交、工作應酬等，那就需要提高注意力了，其失敗機率高。

✦ 沒有便宜的瘦身方法

前面一直提倡養成良好習慣的重要性，那麼，是否會帶來生活成本的上升呢？我分享的瘦身影片留言區常有人問：「沒有便宜一點的方法嗎？」

市面上充斥的加工食品催生了很多「肉肉」青年。夜市裡花 10 塊錢就可以買到一個麵包，50 元也有機會買一個大便當，一罐午餐肉才幾十元，但買一份同等重量的好豬肉、好牛排就得貴許多，還要花時間、精力自己做。

現代工業讓食品成本「降低」了，也讓人們誤以為自己過上了好日子。但事實是，加工食品裡的反式脂肪酸讓身體炎症加劇，引發肥胖和慢性病；重口味的添加物刺激食欲，誘發暴飲暴食、大吃大喝；大量的味精、糖、澱粉等刺激胰島素分泌，讓身體增肥；最源頭的食材的品質隱患，時刻加重身體修復負擔。

總之，澱粉、糖會刺激胰島素分泌，促進合成脂肪；加工食品中的反式脂肪酸等會引起身體發炎，讓腹部脂肪生長，腹部脂肪又反過來加重發炎；各式各樣的添加劑，讓身體一直受到攻擊，同時引起不良食欲，不良食欲又促使人吃得更多，吃的又是便宜、快捷的加工食品。這是一個不良的飲食循環。於是肥胖的車輪開始轉動，你搭上了增肥專車。

阻斷這個循環最好的辦法就是吃好的食材，尤其我強調要吃原型食材和好的調味料，先從降低身體發炎指數開始。同時，以低澱粉、低糖為主，以此穩定胰島素。

總之，吃好肉、吃好菜、用好油，這是健康瘦下來的重要前提，也是一個非常寶貴的理念。在優質食材上多花錢，也等於在醫院少花錢，讓體重健康地下降。

✦ 不需要過度追求「健康」和「平衡」

在極度不健康的瘦身方法之外，還有一種執念叫「均衡飲食法」，即過度追求「什麼都得吃」、「每天一定要吃三餐」等。

想讓「均衡飲食法」有效，要先讓身體是處於均衡的，否則只能先用相對的方法先調節，再實行均衡飲食法。

比如，若身體本身有胰島素拮抗，那就需要先用極低碳水的飲食習慣來觸發身體減少分泌胰島素，重新喚起身體對胰島素的敏感度，才能養出易瘦體質。

如果你「每天一定要吃夠三餐」，那麼先確認：空腹期要足夠長，讓攝取的能量耗盡，身體才能啟動燃脂模式。脂肪是儲備能量的，所以如果你有瘦身的訴求，卻又想每天吃三餐，

那如何才能讓身體啟動儲備的能量呢？

其次，人類是在饑飽參半的環境中進化而來的，只有在斷食和適當飢餓的狀態下才會激發出人體更好的潛能，進行更好的修復，一直處於平衡和富足的狀態並不是自然界定義的健康。

很多有完全健康平衡飲食執念的人一直找不到「合適」的瘦身方法，因此遲遲不行動。其實，過胖本身是一種病，是脂肪生長失調了，需要先用一種不平衡去對抗身體本身的不平衡，促使身體回歸平衡後，再實現最後的「均衡」。

沒有「全然健康」和「全然平衡」的瘦身方法。警惕追求「全然健康」的完美瘦身方案，這實質上是一種拖延心態。

✧ 瘦身是每日積分制，現在立刻開始

瘦身是積分制項目，我們每天積累的分數不管多少，都會算入總分，就像運動員的積分排名一樣。所以不要總是許諾「我要等過完年再瘦身」，而是要「現在就開始正常吃喝」。

不要說「我要等新運動鞋、運動手錶、運動服到貨了再開始認真跑步」，而是要現在開始運動。瘦身不是每天都必須拿滿分，其實不管做什麼事情，學習或工作都一樣，大部分時候

我們都處於中間狀態，這才是生活的常態。

如果完整的瘦身計畫規定做 15 件事，那今天我們做了 3 件就積 3 分，明天做 10 件就積 10 分，只要保持這種心態就能持續瘦身，不會因為應酬、新年、聚會、生日等中斷計畫。

積分制的底線是不可拿負分，千萬不要因為某一處沒做好就全盤放棄，甚至自暴自棄，這就等於拿了負分。

記得，瘦身是做多少得多少的項目，能拿幾分算幾分，這個積分可以積累到生命的最後一天，或是你成功保持住的那一天。請記住，每一天的飲食管理都是在為瘦身積分。

✧ 瘦下來，人生也不會就此開外掛

有些人以為瘦身等於改命、開外掛了，穿衣服好看了、愛情順利了、工作也迎來了逆襲，你以為這是偶像劇嗎？

很多人把當下人生的諸多不順怪罪「我太胖了」這原因上，認為「瘦下來」就人生無敵。或打從心底裡認定，我如果不夠瘦就不值得被愛，瘦下來才能吸引另一半的眼光，才能有美滿的愛情和家庭。如果你一直是這種拿瘦身來換取某種心儀之人的心態，那要接受慢慢瘦下來對你來說可能不容易，當你遇到

瓶頸期和體重波動期，也很可能因為情緒的影響而中斷瘦身。

體重下降不是解決你人生焦慮的方式，別把「人生不可控因素太多」轉換投射到「我該嚴格控制我的飲食」上。所以，如果你也認為體重下降就能解決所有人生的焦慮，首先應該找出生活中真正需要解決的問題是什麼。

然後想清楚，瘦下來後如果人生並沒有想像中順遂時，你該怎麼辦？雖然瘦下來的人生不會就此開外掛，但瘦下來絕對會讓你身體狀態變好、變輕鬆、精神更好，身體發炎指數減輕，罹患代謝疾病的風險也會降低。這些都是肯定的好處。

⊹ 每天盯著數字，只會焦慮萬分

體重的下降曲線分為兩種：一種是階梯式下降，即下降一段時間停一段時間，然後接著下降；另一種是波動式下降，即降一點升一點，再降一點再升一點，但整體是呈下降趨勢的。

但很多人都希望體重直線下降，一降到底，無法接受任何一個體重的波動。如果無法理性面對，那還不如不看數字。只要認真生活、認真積分就好。體重數字帶來的焦慮感可能導致皮質醇激素濃度升高，加重瘦身難度。

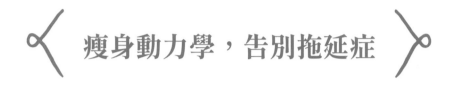

瘦身動力學，告別拖延症

　　樹立正確的瘦身觀後，我們還需要找到「瘦身的動力」。

　　瘦身最重要的是能夠持續，很多有親身瘦身經歷的人可能都有所體會，瘦身只能堅持一陣子。比如，過完年後開始瘦身，大約一個月後就放棄了，有些人乾脆承認自己是易胖體質而「躺平」。動力在瘦身計劃裡，是個不得不提的玄學。

✛ 瘦身沒有動力怎麼辦

　　在瘦身動力的問題上，我先給大家一些小小的建議。

　　・瘦身是為了健康，如果體脂率偏高，那就應進入體重管

理階段，如果體脂率正常，那可以保持「佛系」，不需要那麼強的動力，積分一點點就好。

- 可以完全放棄你曾經嘗試過的瘦身方法，「在哪裡跌倒，就在哪裡爬起來」不是鐵律，在這裡跌倒，在別處爬起來，新的方法會給人新的活力和信心。

- 瘦身開始之前，學習尋找美食的能力。找到一個最能接受的飲食方法，在這個方法的範圍內找到合適的食譜或合適的零食，去試著感受這個方法的美好，先賦予美好想像，不要總是想著減肥是「人間煉獄」。

- 尋找一些志同道合的小夥伴並加入他們，聊聊吃了什麼好吃的，遭遇瓶頸期時互相給予鼓勵，這樣的瘦身體驗會變得有趣。

- 試著做一個公眾承諾，並不是「不瘦到 100 斤不換頭像」那種，而是告訴身邊的朋友，自己為什麼要進行體重管理，以後想要過什麼樣的生活，已經為此做過多少努力等，這樣可以相當科學地強化自己的信念。

動力可以來自「想像」，比如「瘦下來，我就能把衣服穿成想要變成的樣子」，可以來自「回饋」，比如「我每天體重都在下降，大家都說我瘦了、變美了」。而不是只盯著數字找答案。

✦ 理性設定瘦身目標

很多人瘦身前會先設定一個目標，比如「減到 50 公斤以下」。其實，這樣把目標簡單地設定為一個數字，會容易讓人忽略掉整個瘦身過程和身體回饋。所以，我們有必要學習一下如何科學地設定瘦身目標，我建議可以從以下五方面著手。

第一、先做一個健康體檢。檢查血脂、血壓、膽固醇、體脂率、空腹血糖、空腹胰島素等處於一個什麼樣的濃度。因為任何指標的改善都是體重管理進程中的成果，終有一天你會停止瘦身，但你永遠不會停止保持健康。

第二、設定飲食習慣要改善的目標。把之前愛吃的加工食品，比如高澱粉、高糖的零食，各種飲料，討厭吃的、對健康有益的食物，以及一些不利於體重管理的飲食習慣，比如愛喝酒、少量多餐等都一一羅列出來，然後在飲食習慣的範圍內去改善，每一個改善都是成果。

第三、設定其他生活習慣改變的目標。把喜歡熬夜、不愛運動、喜歡在床上玩手機等所有可能影響體重管理的生活習慣羅列出來，一項一項去克服。

第四、不要過分注意數字，包括體脂率、肌肉率、體重等，我更推薦大家去相信「看起來瘦了」，因為視覺上的瘦了幾乎

就對應於體脂率下降、肌肉率增加。

第五、設定一個你嚮往的生活狀態。例如，希望精神狀態變得更好，或者皮膚變得更有光澤，或者心態上變得更加陽光，或者得到更多的自信，或者因為要健康飲食而去加入一個健康的群體……當然，還可以列出很多，只要是能為瘦身助力的都可以明列下來，。

如果能做到以上這些，瘦身目標就不再是一些簡單的數字了，而是一個個可以證明自己會越來越好的證據，同時減重過程中的參考和回饋也會越來越豐富，有利於下一步，這才是科學的瘦身目標。

✛ 瘦身拖延症，要怎麼解決

拖延症也是造成動力下降的原因，一鼓作氣、再而衰、三而竭，最後偃旗息鼓，是我們熟知的經典故事。

有些人是過度認真準備，反而讓自己陷入了拖延症中。還有很多情況會導致拖延。

第一、對瘦身的期待過高，害怕失敗。應對的方法是，對自己說「瘦身不是立竿見影的，應該是循序漸進的」，在心中

默念 5 遍，或是把它寫在隨處可見的地方。

第二、設定的瘦身門檻太高，認為瘦身就是自律，就是這也不能吃那也不能碰。可現實中每次瘦身都會遇到各種各樣的突發狀況，明明規劃得很好，但計畫趕不上變化，瘦身把生活搞得一團亂。

要知道瘦身就是日常生活，日常生活裡本來就充滿了亂序性，充滿了意外與不確定，脫離了日常生活是沒有辦法瘦身的。因此，應對的方法是，逐漸找到信心，每一次進步都要讚美自己。

比如，聚餐、外食、應酬等都是生活，但不一定就必然導致發胖，關鍵是要看飲食習慣是否健康。此外，即使這一次（天）沒有百分百地按規劃執行，但只要在當時的環境中做了最好的選擇，那就可以對自己說：「我已經在改進我的習慣了，我進步了」。請記住，瘦身是積分制的，今天能拿幾分算幾分，加分就好。

第三，學習戒掉遇到事情就拖延的習慣。應對的方法是，意識到習慣為自己找藉口是不好的，練習能覺察自己當下的做法。先試著一點點小改變，這對於解決拖延很有幫助。比如，訓練自己早上起床的時候一聽到鬧鐘響馬上起床。從一件件小事延展到全方位，解決拖延的問題。

第四、不把希望寄託在未來，不要總說「以後再解決吧」、「明天再解決吧」、「之後再解決吧」。應對的方法是，覺察自己的補償性行為和心理。瘦身拖延者固有的心理都是「我總會開始的，只不過不是現在，我未來會補償」。於是，當下選擇了放縱。你要學會抓住這種未來補償心理。

　　第五，缺乏理性的自我管理機制，認為能不能瘦下來無所謂，或者覺得這次瘦身失敗對自己也沒什麼影響。應對的方法是，建立管理機制。可以找一個同伴一起比賽，或是下一個會讓自己稍微有點心疼的籌碼。

✛「找一個最適合自己的方法」

　　我要特別分享我的瘦身歷程。很多人問我：如何找一個最適合自己的瘦身方法，不然就不知道怎麼開始。而我給出的答案都是「沒有最適合的瘦身方法」，因為你必須不停的嘗試和調整。

　　我自己在瘦身初期採用的是「餓肚子＋運動」。後來我發現了生酮飲食，可以吃很多肉和菜，但必須控制攝取碳水，讓我吃得飽又開心，所以我堅定地執行生酮飲食。一開始我查不

到正確的資訊，只能在已知的範圍內按照生酮的規則去操作。

後來我試著研究國外的網站，也買書學習，再改掉之前操作中一些不合規範的。當我瘦身成功後，我又調整了飲食習慣，從生酮飲食轉換到低碳水飲食，因為低碳水飲食操作相對簡單，只需要試試看自己的身體每天負荷多少碳水而不會發胖就可以了。現在，由於工作關係，我又把飲食習慣調整成了每天只吃一餐，因為我每天要寫作，而花時間吃三餐會打斷我的思路，導致效率降低。所以，我每天只吃晚餐，並在熱量和營養上保證一餐足夠我身體一天所需，這樣做還幫我節省了很多時間，讓我的飲食和我的工作、生活得到了完美的結合。

當然，人是有社交屬性的，所以如果我遇到有約會、外食等一些特殊情況，一天可能要超過一餐，那我也不會覺得有什麼問題，而一旦回到「正常」的生活裡，我會繼續執行自己的習慣。這就是最適合我的瘦身方法，它是我一步一步測試、調整出來的，而不是一開始就設定好的。

當然，你不一定要隨著我的腳步走，如果想變成瘦子體質，就請先挑選適合自己的方法做，邊做邊調整，最後你一定會得到一個最適合你的方案。

✛ 換個思路，瘦身從一點點改變開始

　　最好的瘦身動力方案應該是，在你狀態最差的時候都能完成的方案。 比如，規定自己每天做 1 個伏地挺身。人們往往會因為低門檻而開始，結果「我都做了 1 個伏地挺身了，所幸再做 10 個吧」。但如果一開始規定自己每天要做 10 個伏地挺身，那很可能會因為想著 10 個伏地挺身太難了，最終邁不出第一步。

　　還有一個例子，我總告訴大家瘦身一定要做到細嚼慢嚥，所以從明天開始每一餐都要細嚼慢嚥，但大家卻都做不到；但如果我只是提醒大家，記得每一餐第一口，或其中一口要細嚼慢嚥，很多人想起這一口，可能就做到了細嚼慢嚥十口，而且慢慢地，細嚼慢嚥的習慣就養成了。

　　如果你在狀態最差的時候都能做到，在狀態更好的時候一定會做得更好。這樣瘦身計劃就不會輕易中斷，也不會感覺受挫了。

前面幾章已經幫大家建立了基礎的正確減肥認知，本章開始我們將正式介紹時下流行的減肥法，基本認識一下各種減肥流派及其底層邏輯，以便大家選擇一個與自己的生活習慣最符合的流派，順利減肥成功。

這些方法能減肥

（時下流行的減肥法）

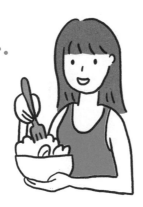

4.1

吃什麼是關鍵──
食材決定論流派

這是基礎流派，強調減肥最重要的要素是食物，因為不同的食物會讓人體產生不一樣的代謝反應，而代謝反應會刺激控制身體發胖或變瘦的激素（激素），也就是本書第 1 章講到重要且緊急的體重管理要素 - 激素，進而達到體重管理的目的。

接下來我們就一起來看看這個流派最典型的幾個代表。

✦ 先認識三大營養素

前面第一章也有講到，三大營養素為 ──「碳水化合物、蛋白質和脂肪」，這章節我分別針對這三大營養素做詳細介紹。只有瞭解了基本概念，才能讀懂後面具體的方法。

❶ 碳水化合物

一說到「碳水化合物」（以下簡稱碳水），你腦子裡應該會冒出很多疑問。前文說，想要瘦身減肥就必須穩定血糖、吃飽不吃撐，那麼碳水是影響血糖值最大的物質，是不是都不能吃呢？哪些是「壞碳水」，哪些是「好碳水」呢？「快碳水」和「慢碳水」又是啥？碳水的量要怎麼算？如何一眼看出哪些食物是碳水？為什麼有些食物，如銀耳、咖啡等碳水的含量高，但減肥期間卻也可以吃？如何看食品包裝上的碳水含量？

自然界裡的物質，其化學式是由 C（碳）、H（氫）、O（氧）三個元素組成，且氫氧比例為 2：1，可用通式 $Cx(H2O)y$ 表示的，都叫碳水。

食物裡的碳水粗略分為兩種：「纖維類碳水」和「非纖維類碳水」。纖維類碳水可以放心吃，因為它不參與血糖代謝。而對於非纖維類碳水，我們需要有選擇地吃，因為它對血糖的影響很大。

纖維類碳水（含大量膳食纖維）的食物有：綠色葉菜類、竹筍、花椰菜、芹菜、銀耳、蒟蒻等。

而「非纖維類碳水」，對於減肥的人來說，可以簡單地理解為澱粉和糖。幾乎所有的米、麵，以及由米、麵加工而成的食物，如大餅、饅頭、蛋糕、餅乾、麵包等都含澱粉，攝取這

些食物後會在體內轉化為葡萄糖。

白砂糖、紅糖、葡萄糖、黃糖、黑糖、高果糖漿（編注：high fructose syrup, HFS，一種添加入加工品的甜味物質）、玉米糖漿等都屬於精製糖，對血糖波動影響很大。有一類常見的糖叫果糖，或者叫結晶果糖，它雖然不太影響胰島素，但容易直接轉化為內臟脂肪。大部分的精製糖都只有熱量，沒有營養素，屬於空熱量。但大家熟知的蜂蜜則有些曖昧，蜂蜜是天然糖，由果糖、葡萄糖和蔗糖構成，天然的蜂蜜保留了營養和膳食纖維，所以用蜂蜜作為甜味劑要比精製糖好。現在市面上還有一些糖，比如椰子花蜜糖，是天然低 GI 值糖，也可作為減肥期使用的甜味劑。

以上所說的澱粉和精製糖，基本都可以歸為「壞碳水」，或者叫「快碳水」，它們會快速造成血糖飆升，讓身體分泌大量胰島素。還有一種是處於中間地帶的碳水，被稱為「優質碳水＝慢碳水」，它們一般是「快碳水＋好碳水」的組合，也就是「澱粉＋膳食纖維」。

比如，稻米在還沒有變成白米之前，叫糙米，帶有果皮和種皮。果皮和種皮是膳食纖維，是「好碳水」，與澱粉混合在一起，變成了「慢碳水」，也就是上面所說的「優質碳水」。由於膳食纖維的包裹，讓澱粉的消化變得緩慢，或者讓澱粉消

化得不完全，轉化為葡萄糖的效率降低，讓血糖緩慢上升且血糖峰值降低，讓胰島素分泌得更少量、溫和。

我在錄短影片的時候曾測試過，比如 100g 的稻米飯升血糖可以到 10 左右，而糙米飯是在 7 左右。很多人很喜歡用「好吃程度」來決定要不要吃，去掉了纖維的碳水確實好吃，但更多的營養卻是在果皮、種皮裡。比如稻米，從種子的角度說，完整的種子是由胚乳、胚芽和種皮構成的，我們吃的白米飯就是胚乳部分，它只負責儲存能量。如果我們一直只吃胚乳部分，就會攝取高熱量但營養不足。所以，我們應該吃完整的種子，如糙米，連果皮、種皮一起吃，營養價值較高。

以此類推，其他的粗糧，如馬鈴薯、山藥、紅薯等，都是富含膳食纖維的澱粉，所以就歸類為「慢碳水」。從進化的角度說，人類可能更適合吃根莖類食物。所以，我會建議減肥的人吃馬鈴薯燒排骨、山藥燉雞之類的料理，從中攝取「優質碳水」。

另外，像原型非加工的燕麥、藜麥、奇亞籽等都含有澱粉，也含有大量的膳食纖維，所以它們也是「慢碳水」。全麥麵包也比一般白麵包含多一些的膳食纖維。但「全麥」有陷阱，真正的全麥無糖麵包並不好吃，真正的原型燕麥也不好吃。至於市場上常見的那些好吃的全麥麵包和燕麥片，大家吃之前最好

看一下配方成分，有些號稱全麥麵包，就只是在小麥粉裡加了一些全麥粉而已。

但大家也不用因噎廢食，不用因為擔心「碳水讓人發胖」而完全不吃。碳水讓人發胖也是有前提的：發生胰島素拮抗。而如果不是身體發炎或是多囊卵巢症候群導致的胰島素拮抗，或許是長期攝取過多精緻澱粉（快碳水），比如每天早上吃饅頭、包子，中午吃麵，晚上吃飯。

不管你減不減肥，從健康的角度而言，攝取碳水的原則是：「儘量不吃精製糖，儘量多吃慢碳水食物（粗糧），少吃快碳水（精製米麵）」即可。如果已經明確有胰島素拮抗的問題，可以考慮試試在一個週期內戒斷碳水（主要指澱粉和糖）來修復。

❷ 蛋白質

對人體而言，蛋白質是一種非常重要的營養素，它常被形容為「構成人體的建築材料」。蛋白質和碳水一樣可以提供身體能量，除此之外，肌肉、骨骼、血液、神經、毛髮等都是由蛋白質構成的。

蛋白質對於身體修復和提升免疫力非常重要，所以，當你覺得身體處於亞健康狀態的時候，比如由於節食導致身體虛弱

受損，可以多攝取蛋白質，幫助身體修復。

蛋白質還參與了激素的合成，比如雌激素的合成，就需要蛋白質參與。

這裡不再深究蛋白質究竟是什麼，我們只來認識一下日常生活中蛋白質的來源，以及優質蛋白質食物有哪些。

常見的蛋白質分為兩類：動物蛋白和植物蛋白。

常見的動物蛋白來源包括所有的蛋類，如雞蛋、鵝蛋、鴨蛋等，還有各種瘦肉以及魚類（包括海魚和河魚）、貝類、蝦等。而植物蛋白主要來源於豆類，大豆的植物蛋白含量非常豐富。除了大豆，蠶豆、豌豆等豆類也都含有豐富的蛋白質。當然，各種乳類及乳製品也是很好的蛋白質來源，如牛奶、乳酪等。

蛋白質有一個指數叫 PDCAAS（蛋白質消化率校正胺基酸評分），我們可以將其簡單理解為吸收利用率。這個係數 1 就是滿分。雞蛋白的 PDCAAS 等於 1，大豆分離蛋白和乳清蛋白的 PDCAAS 都等於 1，其他食物的蛋白質分別都有衰減，比如花生、小麥、全麥等的 PDCAAS 為 0.4 ～ 0.5。所以，那些植物高蛋白代餐，雖然是高蛋白，但不一定是最好的蛋白質。

補充蛋白質不能一味看量，也要看質。最推薦的日常優質蛋白質食物來源前 10 名有： 雞蛋、牛奶、魚肉、蝦肉、雞肉、

鴨肉、瘦牛肉、瘦羊肉、瘦豬肉、大豆。我經常會收到這樣的提問:「蛋白質吃多了會胖嗎?」到目前為止,我還沒看到有相關研究證明。但營養都是相輔相成的,日常飲食中很難單獨只吃蛋白質,如吃肉的時很難一直吃精瘦肉,吃蛋的時候也往往是蛋白、蛋黃一起吃。所以,蛋白質常跟脂肪一起搭配攝取,也是最好的蛋白質攝取方式。

❸ 脂肪

脂肪也是人體必需的營養素之一。脂肪可以提供能量,同時它也參與多項生理功能和激素合成。

常規意義上的脂肪分為兩類,油脂和類脂。「油脂」就是我們吃的肥肉、食用油(種子油和動物油),而膽固醇、磷脂等則屬於「類脂」。而油脂又常被分為兩大類:飽和脂肪酸和不飽和脂肪酸。飽和脂肪酸主要來自動物油,比如豬油、奶油、牛油等,不飽和脂肪酸主要來自植物油,比如堅果的油脂和種子油(菜籽油、花生油、大豆油等)。

油脂在健康飲食裡是一個敏感地帶,因為近幾十年,營養學一直提倡低脂飲食,認為脂肪是引發各種炎症和代謝疾病的重要幫兇,尤其以飽和脂肪酸為主的動物油是導致肥胖的罪魁禍首。

脂肪酸根據結構不同，又分為「飽和脂肪酸」和「不飽和脂肪酸」。還有，人體必需且自身無法合成的脂肪酸，稱為「必需脂肪酸」。如果人體缺少必需脂肪酸，就會有健康隱患。不飽和脂肪酸裡的 ω-3 和 ω-6 就是必需脂肪酸。我們比較熟悉的 ω-3 脂肪酸的來源是：沙丁魚、鯖魚和鯡魚等油性魚類、亞麻籽油、核桃油等。ω-6 脂肪酸的主要來源是：種子油，如菜籽油、花生油、大豆油、玉米油、葵花籽油等。

不飽和脂肪酸在室溫下通常是液體，又分為「單元不飽和脂肪酸」、「多元不飽和脂肪酸」，單元不飽和脂肪酸最常見的明星油脂是橄欖油和酪梨油。單元不飽和脂肪酸在目前的研究中處於「絕對貴族」地位，它耐高溫，有利於降低炎症、修復身體，同時對腸道菌群也有頗多好處，所以推薦大家多食入單元不飽和脂肪酸。

有了基本瞭解後，我們再來看看近些年針對油脂的爭議。

在減肥期間，很多人談脂肪色變，避之唯恐不及，其實脂肪對女性來說特別重要，它參與了雌激素的合成。所以，女性減肥時如果過度追求低脂的話，很容易影響月經週期，也會一邊減肥一邊變醜。

但若食用油脂方法不當，在一定前提條件下，確實容易造成一些炎症和代謝疾病的問題。接下來，我整理了選擇油脂的

建議。

　　首先，對於飽和脂肪酸和不飽和脂肪酸來說，沒有嚴格意義上的好壞之分，只有食用不當造成的健康隱患。飽和脂肪酸性質穩定，適合高溫烹飪。不飽和脂肪酸性質不太穩定，不適合高溫烹飪。所以，炒菜建議選用以飽和脂肪酸為主的動物油，而低溫烹飪、涼拌等可以使用以不飽和脂肪酸為主的植物油。如果長期用種子油高溫烹飪如爆炒、油炸，那麼在烹飪過程中會積累致炎物質，比如反式脂肪酸，長期食用身體必然會發炎。

　　其次，飽和脂肪酸對身體有害的前提是：ω-3 脂肪酸攝取不足，以及糖類攝取太多。所以我們日常要重視 ω-3 脂肪酸的補充，同時控制精製碳水和精製糖的攝取量。

　　最後，ω-6 和 ω-3 脂肪酸要同時補充。中國人常用的種子油中富含 ω-6 脂肪酸，ω-6 脂肪酸為必需脂肪酸，如果單純攝取 ω-6 脂肪酸而不攝取 ω-3 脂肪酸，身體則會產生炎症。建議 ω-6 和 ω-3 脂肪酸的攝取比例是 1：1，如果很難達到，也不要大於 4：1，即吃下 4 份 ω-6 脂肪酸，至少要平衡攝取 1 份 ω-3 脂肪酸。所以我們建議在日常飲食中多增加海魚，或者額外補充含 ω-3 脂肪酸的營養劑。

　　我曾經在直播時說過，如果你只有一筆預算要購入健康保

養品，那麼我推薦 ω-3 脂肪酸，有些深海魚油裡就還有 ω-3 脂肪酸。但確實有一小部分人的基因與 ω-3 脂肪酸是衝突的，攝取 ω-3 脂肪酸反而身體可能會出問題。雖然目前沒有很多有利文獻可以參考，但如果你覺得吃了營養品身體反而不舒服，那就不要吃了。

那麼，日常的油脂應該怎麼攝取呢？

第一，廚房裡可常備動物油，用來高溫烹飪。比如豬油、奶油。植物油裡有一個特殊的油脂 —— 椰子油，其飽和脂肪酸含量高，可以用來高溫料理。而且，椰子油中含有 MCT（中鍊脂肪酸），可以穩定食欲，提升代謝，現在被廣泛應用於減肥和健康領域。

第二，廚房裡常備富含單元不飽和脂肪酸的油脂。比如橄欖油、酪梨油，用於涼拌或熱烹調都可以。

第三，廚房裡可以備有種子油。比如菜籽油、花生油等，主要補充 ω-6 脂肪酸，用於低溫烹飪。

第四，廚房常備一些 ω-3 脂肪酸含量比較高的油。比如亞麻籽油、核桃油、紫蘇油等，有些進口超市還可以買到鱈魚油等，適合涼拌、水炒。

第五，推薦每天食用 1 ～ 2 把堅果作為油脂的部分補充。堅果中推薦杏仁、南瓜子、開心果等，其碳水含量低、膳食纖

維豐富且營養豐富（比如富含鉀、鎂等）。

所以，透過油脂的選擇、烹飪方式和飲食的搭配，可以盡可能地規避油脂引發的炎症和代謝疾病。

脂肪在三大宏量營養素中，對胰島素刺激最小，所以不用害怕食用。脂肪跟蛋白質搭配攝取，還可降低蛋白質對胰島素的刺激。前面說過，吃雞蛋如果只吃蛋白，胰島素指數是 55 左右，如果連著蛋黃一起吃，那麼胰島素指數是 23 左右。所以我建議大家儘量吃肥瘦相間的肉，以同時食入脂肪和蛋白質。

天然食物是營養最好的來源。根據研究報告發現，同樣的牛奶，一份不加工，直接喝；一份做加工（脫脂，將牛奶分離為脫脂奶和奶油，再將牛奶中的鈣提取出來），然後再吃掉「加工產品」脫脂奶、奶油和鈣，前者直接喝牛奶的人體吸收率更高。

所以，我們要盡可能吃更多的原型食物，才是最健康的。

✛ 吃肉者的狂歡——「生酮飲食」

生酮飲食是近些年來比較流行的一種飲食方法，它主要強調高脂肪、中等蛋白和超低碳水攝取的飲食結構。

「生酮」的完整說法是「產生酮體」。生酮飲食的飲食結構會「逼迫」身體無糖可用，只能將脂肪代謝為酮體為身體供能，所以它叫作生酮飲食。

在胰島素發現之前，生酮飲食被用來逆轉第二型糖尿病。後來發現了胰島素，大家使用藥物而不再努力自然恢復健康。生酮飲食也曾也被用於治療癲癇，因為科學家發現，饑餓療法可以減少癲癇發作，而生酮飲食由於只攝取極少的糖，可以類比饑餓狀態的激素濃度，也就是即使你吃飽了，身體也以為你還餓著。所以「減肥」其實是生酮飲食的「副作用」。

生活中我們經常聽到的各種說法，如喝油減肥法、吃肉減肥法等，基本上都只是市面上對生酮飲食更容易被理解的標籤化。

我們也要承認一個事實：不管人們是否覺得生酮飲食是邪門歪道，身體所有燃脂狀態實質都是處於生酮狀態。比如，跑完一場全程馬拉松，體內會測出非常高的酮體含量；人們通過辟穀減肥，進入穩定期後，也會在體內測出濃度較高的酮值；運動「燃脂」，其實也是身體分解脂肪產生了酮體。所以，大家大可不必談生酮色變。

記得我從第一章就提過的代謝嗎？其實，生酮飲食可以讓胰島素一直維持在很低的濃度，那麼身體就會進入分解脂肪的

狀態。我本人有超過 20 年的減肥經驗，人生的最後一次減肥成功（瘦下來之後至少已 6 年再沒反彈），使用的就是生酮飲食，至今到目前為止都沒再復胖。

❶ 生酮飲食，喚醒身體燃脂力

就以減肥來說，我認為生酮飲食最大的好處是：讓身體想起自己還有一個能力 ——「燃燒脂肪」。身體的兩種能量模式都健全，才會擁有靈活的代謝能力。

前文提到過，人體有兩種供能模式 —— 糖的模式和脂肪的模式，與汽車有用油的模式和用電的模式類似。

如果身體習慣了用糖的模式，那我們就必須不停地攝取糖，以便為身體提供能量。比如，有的人一餓了就會低血糖、情緒不穩，顯得特別焦慮，這就是身體平衡血糖的機制變遲鈍了，但身體仍不願意啟動消耗脂肪模式。

因為對身體來說，用糖作為能量要比用脂肪作為能量更簡單些。如果我們長期讓身體做簡單的事情，且糖的來源足夠充足（我們日常飲食中攝取的糖的量是超出想像的，一碗 200g 的白米飯大概含 52g 糖，再加上零食、水果、點心，傳統亞洲飲食，每人、每天攝取的糖可能高達 300~400g，久了身體就變懶惰了，只會用糖的模式供能。所以，使用低碳水飲食或者

生酮飲食，都可以訓練身體的燃脂力。

　　一般傳統熟知的「均衡飲食」三大營養素占總熱量的比例為：碳水化合物 50~60%，15~20% 蛋白質及 20~30% 脂肪。而生酮飲食的原則就是：少攝取糖，多攝取脂肪。生酮一日的熱量飲食攝取中，三大營養素比例為：脂肪 75%，蛋白質 20%，碳水 5%。

　　因為糖通常是第一能量，酮是第二能量。所以，如果體內有糖，身體就利用糖作為能量，而不會燃脂生酮。

❷ 執行生酮飲食需循序漸進

　　如果你也想選擇生酮飲食來減肥，有一個原則：循序漸進。如果你突然就從高碳水飲食進入幾乎斷碳水的生酮飲食，身體會產生較多的不良反應，有的人甚至會因低血糖而引發生命危險。另一方面，如果突然就改變身體最喜歡的供能來源，給了它陌生的來源，那身體會因為壓力驟增而內分泌紊亂，比如月經不來，或者有些人因為身體感受到「我將失去碳水」而引發暴飲暴食。

　　我建議幾個步驟循序漸進地減少碳水：

　　一、不吃加工糖、不喝甜味飲料。

　　二、不吃碳水類加工食品，比如餅乾、蛋糕、麵包等。

三、不吃太甜的水果，可以吃莓果類和柚子、檸檬等低糖水果。

四、早餐減少甚至不吃碳水。

五、午餐、晚餐中的碳水換成優質碳水。

六、逐量減少午餐、晚餐中的碳水，慢慢接近生酮飲食的標準。新手建議第一週先從低碳水（20%）開始，搭配脂肪 50%、蛋白質 30%，然後再進入碳水 10%、蛋白質 25%、脂肪 65%，最後才嚴格執行碳水 5%、脂肪 75%、蛋白質 20%。每一個步驟之間的間隔時間沒有規定，每個人的速度或許會稍有不同，習慣了當前狀態後，即可進入下一步。在減少碳水的同時，並同時增加脂肪攝取。

❸ 營養型生酮

當持續生酮飲食一段時間後，身體的血酮值持續保持在 1.5 ～ 3 間的某個穩定值，那就進入了營養型生酮。身體的表現就是情緒穩定，食慾穩定，對碳水的欲望減退，即使感覺到餓也不難受，只要稍微忍一下，就又會進入不饑餓狀態（因為身體開始燃燒脂肪儲備了）。

但有些人會很難進入營養型生酮，對此我的建議是，按照

剛才說的六個步驟逐漸進入生酮。如果這個過程太快，身體可能出現拮抗和不適應，而執行者也會特別渴望碳水。

④ 野生生酮法

生酮飲食通常有一些高要求，比如要求吃健康的油脂，吃原型食物和非加工食品。**由於這是一種高脂肪飲食，所以如果食物不「乾淨」，反而會傷害身體。**

很多初入門者非常在意脂肪、蛋白質、碳水的精確比例，覺得脂肪攝取不夠就得去喝幾勺油，當面對很多原型食物比如五花肉的時候，就非常在乎肥瘦比例，因為無法準確算出其中脂肪和蛋白質的占比等等。

對此我的建議是：**如果不是用生酮飲食來治病，那大可不必特別吹毛求疵。**

我剛開始施行生酮飲食時，每天都會自己帶午餐（一盒肉食一盒蔬菜）去公司，中午下班後還會去樓下百貨超市點一份素冒菜（類似於麻辣燙），再加一份板鴨或者其他滷肉類食品。我那時不會計算熱量，也不知道什麼叫糖質新生、蛋白質過量，只知道偶爾要測試尿酮，以確定是在生酮狀態。同時我發現自己開始變瘦了，而且脂肪肝也好轉，身體炎症減低了，持續長痘的問題也不再困擾我。

還有一個細節，很多人會糾結在隱形碳水，比如炒菜的時候調味放的糖，或者勾芡放的澱粉等。我覺得沒有必要關注這個。還記得之前講的嗎？當你焦慮時，皮質醇濃度會偏高，身體會自己分解出葡萄糖、血糖、胰島素會升高，即使不攝取糖也會退酮，所以別拘泥於小細節，把握大原則比較重要。

❺ 代糖

既然生酮飲食忌食糖，那就不得不提到一種東西 ——「代糖」。畢竟很多人覺得生活還是需要一些甜。所以市面上開始出現了很多無澱粉、無蔗糖的生酮加工食品、生酮甜品等。所以，目前生酮環境是越來越好的，可優化減肥體驗的產品層出不窮。

「代糖」，比較常見如安全的是赤蘚糖醇、木糖醇、甜菊糖、羅漢果糖等。還有一些膳食纖維類的代糖，如菊糖（也稱作菊粉，是一種膳食纖維）、低聚糖類、乳果糖等，以及一些功能性代糖，比如阿拉伯糖，除了能提供甜味，還能阻斷蔗糖的吸收。當然，最近赤蘚糖醇、阿斯巴甜等都「備受爭議」，如果擔心就選擇其他的天然代糖。

那生酮飲食期間能吃代糖嗎？可以的。特別是膳食纖維類的代糖，因為它可以作為腸道的益生元（編注：益生元是益生菌的食物也是肥料），同時在減肥期間可以滿足人們想吃甜食的欲望。

但如果是對糖上癮，那麼我更建議要客觀地看待甜味的問題，想辦法戒掉對甜味的依賴，慢慢對甜味變得「佛系」，控制每天的糖攝取。

什麼樣的加工食品適合生酮飲食呢？包裝上注明碳水含量低於 5% 的是比較「安全」的生酮加工食品。而市面上流行的生酮甜品，我覺得適量吃是沒有問題的，但總體來說，還是要以原型食物為主，培養身體對原型食物的喜愛，這些加工食品是用來提升減肥體驗感和增加樂趣的。

❻ 關於淨碳水的計算

準確的淨碳水的計算方法是，查看食品配料裡都包含了哪些纖維類碳水和非纖維類碳水，然後用總碳水含量減去纖維類碳水含量，剩下的部分就是它的淨碳水含量。

比如某一個代餐，每 100g 中總碳水含量可能高達 35g，但其中 25g 是纖維類碳水，所以，10g 才是會影響血糖的淨碳水含量。

而對於沒有包裝的原型食物，想要計算攝取了多少碳水，也是得算淨碳水。以某主食為例，每 100g 主食中碳水含量為 25g，那麼吃了 100g 所攝取的淨碳水就是 25g，不是 100g 哦。

但實行生酮飲食時，我不建議這樣計算，最好是直接去除一切明顯的碳水類食物，如澱粉類的主食，以及馬鈴薯、芋頭

等澱粉類蔬菜等，這樣就可以把僅有的碳水額度留給隱形碳水，如勾芡用的澱粉、提味放的糖等。如果實在很想吃主食，可以每天吃半個拳頭量的粗糧即可。

❼ 生酮飲食推薦食材

• 肉類

培根、豬五花、鴨腿、雞腿、雞胸肉、雞翅、牛肋條、牛五花、豬蹄、豬肝、豬腰、豬肚、牛小排、羊肉、牛腩、肥牛、羊腿、豬皮、鴨血、鮭魚、多利魚、鱸魚、蝦、墨魚、魷魚、海參、鮭魚、蛤蜊、鮪魚、巴沙魚、扇貝、螃蟹、鮑魚、生蠔、龍蝦、秋刀魚、沙丁魚、鰻魚、白帶魚、鱈魚、吳郭魚。

• 蔬菜

洋蔥、番茄、綠辣椒、空心菜、高麗菜、茄子、生菜、白花椰菜、胡蘿蔔、綠花椰菜、紫甘藍、義大利歐芹、紅椒、芹菜、黃椒、櫛瓜、芝麻葉、抱子甘藍（球芽甘藍）、蘿蔔、菠菜、黃瓜、韭菜、金針菇、杏鮑菇、豆芽、茼蒿、青江菜、茭白筍、絲瓜、白蘆筍、蘆筍、大白菜、木耳、豆角（豇豆）、竹筍、小白菜、四季豆、海帶、羽衣甘藍、油菜、娃娃菜、油麥菜（大陸妹）、芥藍、苦菊、冬瓜、苦瓜、蘑菇、秀珍菇、香菇、

薺菜、大蔥、秋葵、蒜苗、香菜。

- **豆製品**

  納豆、豆 、豆漿、腐乳、豆腐。

- **乳類及乳製品**

  起司粉、無糖優酪乳、帕瑪森起司、起司片、乾酪、莫札瑞
  拉起司、全脂牛奶、杏仁奶。

- **調味料**

  白胡椒粉、赤藻糖醇、米醋、蘋果醋、紅酒醋、百里香、迷
  迭香、海鹽、奇亞籽、黑胡椒（粉）、醬油、薑黃粉、無鹽
  奶油、枸杞、鴨油、月桂葉、玫瑰鹽、綠橄欖、薄荷葉、洋
  車前子粉、杏仁粉、椰子粉、咖哩葉、八角、香菜籽、茴香籽、
  亞麻籽粉、肉桂粉、豆蔻、無糖可可粉、咖哩粉、芝麻、羅勒。

- **水果**

  檸檬、酪梨、藍莓、聖女小番茄、草莓、蔓越莓、黑莓、覆
  盆子、奇異果、樹莓、柚子、桑葚、百香果、楊梅。

- **堅果**

  松子、夏威夷豆、杏仁、巴西堅果、核桃、南瓜子、花生、

葵花籽。

- **飲品類**

  黑咖啡、無糖豆漿、紅茶、綠茶、防彈咖啡、花茶、檸檬水、
  蘋果醋、無糖電解質水。

❽ 如何使用生酮飲食來高效減肥

進入營養型生酮後，身體會習慣性地用脂肪作為能量，即
使少吃一、兩頓飯，人還是會覺得能量穩定，心情愉悅，饑餓
感很快消失。而這時候如果加入熱量差的方法，減肥效果會更
加明顯。

比較常用的熱量差的方法是繼續保持很低的碳水攝取，不
要攝取糖，同時還減少脂肪攝取。這樣每天的熱量攝取就會出
現缺口，這時身體會主動分解脂肪儲備，進而達成減肥。

但如果有一天你感覺自己食欲開始不穩，很想吃東西，那
就說明身體不想再用存量了，這時你就需要加大脂肪的攝取量。

❾ 生酮飲食常見的不良反應

- **酮流感**

  大量降低碳水的攝取，讓胰島素一直保持在低濃度，身體

會發生的第一個反應就是瘋狂排水。在排水的過程中，體重會快速下降，但也會引起電解質流失，最典型是的鉀和鎂的流失，進而導致身體發生一些不良反應，如頭暈、無力、噁心、肌肉痠痛、肌肉刺痛、手麻腳麻、偏頭痛、抽筋、失眠、便祕等。這就是傳說中的「酮流感」。

所以，在生酮飲食初期，我們可以準備一些電解質補充劑，每天補充鉀和鎂各 500mg 以上，或者每天喝兩杯海鹽水，吃些酪梨等，預防酮流感發生。現在市面上有專門針對生酮飲食的電解質粉，可以直接買回來加水飲用。

● 酮疹

很多人在生酮飲食初期，身上會長一些密密麻麻的小紅疹，大多數人還會覺得奇癢無比。我們稱這種情況為「酮疹」，目前醫學界對酮疹的認知是「類似過敏反應」。

我個人的理解是，身體裡的很多毒素是儲存在脂肪裡的，而生酮飲食會促使身體分解自己的脂肪，毒素也隨之被釋放並隨著汗液排出體外，同時導致皮膚表面出現過敏反應，所以酮疹一般會長在身體容易出汗的地方，而不是遍佈全身。酮疹最大的問題就是特別癢，目前沒有特效藥品，最有效的方法就是攝取一點碳水，停止生酮。

也建議多喝點骨頭湯，因為骨頭湯裡的一些營養物質，如甘氨酸、脯氨酸等，具有抗菌、消炎、修復的作用。所以我推薦大家逐漸入酮，測試身體對生酮的耐受力，因為酮疹真的很難忍受。

● 月經不調或掉髮

忽然極大幅度改變飲食結構，會使身體壓力增大，皮質醇持續偏高，以下丘腦為主導的內分泌系統發生紊亂，直接影響的就是性激素和自主神經。如果性激素和自主神經紊亂了，就會發生月經不調和掉髮。

對於這種情況，解決辦法是：第一，從原來的飲食慢慢改變至生酮飲食；第二，適應一段時間，保證提供足夠的熱量和營養，尤其要重視脂肪和蛋白質的攝取。

在三大營養素中，只有蛋白質和脂肪才會參與性激素的合成，而碳水不會。碳水是「壓力選項」，每個人的抗壓能力不一樣，如果身體無法耐受，不要強行執行生酮飲食。

● 害怕攝取到碳水

這兩年我在社交媒體上很少專門講關於生酮的知識，就是因為它有一個大陷阱：會讓人害怕碳水。我反對熱量差減肥的一個最重要的原因是，熱量差可能會讓人害怕進食，一旦害怕

進食就會食欲不穩，一旦害怕碳水就會越來越渴望碳水。

當你與食物的關係中，你處於弱勢時，就容易產生要麼不吃，要麼大吃大喝的極端行為。

很多人執行生酮飲食時容易情緒緊張。我遇到過一個女生，當時她說自己正在嚴格執行生酮飲食。有一天跟主管出去應酬，點了一杯水，結果服務員端上來的是加了冰糖的檸檬水，她當場就控制不住地哭了。還有很多人在生酮飲食期間不小心吃了一些碳水類食物，馬上就私訊問我：「要不要吐出來」、「應該怎麼挽救」等。

所以，我們應該對碳水有以下最正確的認知：

第一，它和蛋白質、脂肪一樣，只是一種營養素。只是在減肥期間，我們對它的需求優先順序要降低而已。

第二，如果生酮飲食期間無可避免地必須吃碳水或者不小心吃了碳水，沒關係，請接納它。雖然攝取了碳水，身體可能會退出生酮狀態，但是等體內的糖消耗完了，身體會重新進入生酮狀態，沒有糖，身體自然會進入生酮狀態。

第三，身體本來就需要在燃糖和燃脂兩種模式下切換。

第四，如果我們能夠自然地面對碳水，不喜歡也不討厭，那麼就比較不會出現暴食碳水、依賴碳水的情況，更不會引起胰島素拮抗，才能避免肥胖。

⑩ 低碳水（糖）飲食

不可否認，生酮飲食是不太日常，也不太利於社交的。所以大多數人在達到理想體重後，會從生酮轉變為低碳水飲食。

低碳水飲食是一個較寬鬆的飲食方式，而生酮飲食則是比較極端和嚴苛的低碳水飲食，下一小節要提到的杜坎飲食，也屬於低碳水飲食。從廣義上講，每天的淨碳水（淨糖）攝取量不超過 100g，都屬於低碳水飲食的範疇。如果計量克重和計算淨碳水讓你感到焦慮，那麼我建議每天吃的碳水類食物（熟食）控制在 2 個拳頭以內。

在這個規則下，可選擇的範圍就更廣了，飲食的自由度也更高。低碳水飲食有利於胰島素的穩定，所以它對減肥也是良好的。如果覺得無法適應生酮飲食，可以選擇低碳水飲食。如果你進行生酮飲食後體重已經下降到理想狀態，也可以逐步恢復碳水，停留在低碳水的標準上。

但很重要的是，要轉換成低碳水也要採取少量疊加的方式，每次以半拳頭食量為單位，從晚餐開始加，儘量以優質碳水為主。

很多人選擇低碳水飲食後感到焦慮：蛋白質和脂肪要怎麼分配呢？我的建議如下，提供您參考：每餐 1 個拳頭的肉 +2 個拳頭的菜，肉最好是肥瘦相間的肉。這樣也不用計量克重

了，按照每天總量 8 個拳頭來算，即 2 個拳頭碳水類食物 +2 個拳頭肉 +4 個拳頭蔬菜。如果覺得吃不飽，就肉加半個拳頭、菜加 1 個拳頭這樣來疊加。

⑪ 減肥期間，建議於晚餐攝取碳水

這是我從自媒體分享減肥這幾年來，大家最多疑惑和爭議之處。我認為任何的努力，用在最對的時機，才能得到最好的結果。如果要攝取一定量的碳水，我建議放在晚餐時攝取是最好的。

第一，晚餐攝取碳水是利於睡眠的，很多人晚餐不吃碳水，血清素濃度較低，難以入睡，導致睡眠品質差。而長期睡眠不好，會影響正常的瘦素濃度，導致食欲不穩，身體壓力大，反而容易變胖。

第二，晚餐和第二天早餐間隔差不多 12 小時以上。人體在正常攝取碳水後的前 4 小時，通常都在消耗血糖，4 小時後血糖消耗光，身體開始燃燒肌肉和肝臟裡的儲備糖，同時在相關激素的作用下進行部分燃脂。再過 2 ～ 4 小時後肝臟和肌肉糖耗盡後，開始純燃脂。如果早餐選擇碳水，那麼 4 小時後開始吃午餐，再攝取碳水，5 小時後又開始晚餐。所以，想讓身體更好地進入燃脂狀態，可以把碳水放在晚餐，拉長空腹期，

使代謝時間夠長。

　　第三，睡覺時深度睡眠期會分泌生長激素，幫助燃脂增肌，早上起床空腹也是處於低胰島素燃脂濃度的。早餐一旦吃下碳水，胰島素波動，就會讓生長激素失效，胰島素和生長激素是此消彼長的。所以，早上不攝取碳水最有利於延長睡眠的燃脂期。

　　第四，如果早餐吃碳水，造成晨間血糖波動，整天的食欲都會比較旺盛，快到中午時可能就會餓，因為血糖在飆升後，在這個時間會快速降低，如此就會造成饑餓感。

　　第五，根據統計，人體分泌饑餓素晚上會達到高峰，這時對碳水的需求是最高的。最後，晚餐具有很強的社交屬性，其不可控性也較高，因此在晚餐適度放寬碳水，也可以緩解社交壓力。所以，在最有需求的時候吃才是對的。

　　綜上所述，我建議，如果選擇低碳水飲食，可以把一天的碳水放到晚餐。從生酮飲食轉低碳水飲食也可以從晚餐開始加碳水。

⑫ 生酮飲食和易瘦體質

　　大方向上來說，如果身體對胰島素的敏感度很高，那麼你就是易瘦體質。因為在同等條件下，敏感度越高，分泌越少的胰島素就能降低血糖，變胖的機會也就越小。

想讓身體對胰島素的敏感度更高，應儘量讓身體少分泌胰島素，而生酮飲食、低碳水飲食都能夠持續減少胰島素分泌，有利於養成生理上的易瘦體質。

我們撇開生酮飲食不談，單獨看看低碳水飲食，肉、菜、碳水類食物都吃，且碳水類食物放在晚餐吃，我認為這個方案更易於養成可長久持續的習慣，不影響正常工作和社交。這也呼應了本書第 1 章說的：減肥要融入生活，讓人沒有堅持感的理念，而且不再有復食（恢復飲食）時擔心復胖的困擾。

瘦身小提醒

生酮飲食一開始就是用來治療癲癇或是糖尿病等代謝疾病的，所以如果是疾病的治療輔助使用，還是建議找專業醫師諮詢後才可使用。但如果是一般人用於減肥瘦身，這個基礎觀念應該夠用了。

┿ 減肥界的標杆——
低脂、低碳水、高蛋白的杜坎飲食

　　在以穩定胰島素為原則的飲食方法中，我上一節主要介紹了生酮飲食和低碳水飲食，接下來我們再簡單瞭解其他一些飲食方法。

　　高蛋白一直是減肥飲食裡備受專家推崇的營養素，最常聽到的減肥或體重控制法就是高蛋白、高膳食纖維。而且在健康減肥的食品中，大多數都是低脂、高蛋白的。

　　有一種流行的減肥飲食法叫杜坎飲食（編注：英國凱特王妃曾進行的蛋白質減肥法），簡單來說就是：低脂、低碳水、高蛋白。這是由法國營養學家皮埃爾‧杜坎（Pierre Dukan）博士在 20 世紀 70 年代創立的減肥法。2000 年他出版了《杜坎飲食法》，被譽為法國最暢銷的減肥書，據說杜坎飲食在歐洲已經盛行了 50 年，也被很多知名人物所推崇。杜坎飲食的理論基礎也是讓胰島素盡可能穩定，進而達到減肥效果。當然，還包含其他理論，比如食物熱效應：三大營養素裡，蛋白質的熱效應是 30%，意指如果攝取 100 大卡的蛋白質，光消化蛋白質就要 30 大卡，而脂肪的熱效應是 12%，碳水化合物的熱效應是 7%。

　　如果有興趣瞭解更多理論基礎，大家可以去讀原著。這裡

再簡單說明，杜坎飲食將減肥過程分成四個階段。

● 第一個階段是速效期

一般持續 2 ～ 7 天（蛋白質日），每天吃 1 ～ 2 種單一的蛋白質類食物，適合想要快速瘦幾公斤甚至十幾公斤的人群。

這一階段的飲食主要以蛋白質類食物為主，其他食物只占很小一部分。可以吃的食物包括：

- 瘦牛肉、精瘦豬肉、兔子肉等瘦肉類。
- 動物的內臟。
- 魚類。
- 海鮮類。
- 家禽肉類，如雞肉、鴨肉等，但是要去皮。
- 豆製品。
- 蛋類。
- 脫脂乳製品，最好是發酵掉乳糖的乳製品。

在這飲食基礎上建議多喝水，因為高蛋白攝取可能會引發一些代謝問題，比如尿酸偏高，多喝水可以促進排毒。

燕麥麩皮是杜坎飲食推薦的優質碳水，如果有便祕困擾，每天可以吃兩勺燕麥麩皮（約 15 ～ 20g）。蒟蒻也是推薦的

優質碳水，它幾乎屬於純纖維類碳水。

在這個階段對食量沒有要求，對於吃幾餐飯也沒有嚴苛的要求，餓了就吃，不用計算熱量。

● 第二個階段是緩效期

建議的進行天數為想減下的體重×7 天，例如想瘦 6kg，則需要維持 42 天，也可以根據個人體重，持續至達到目標體重。

本階段的策略是：蛋蔬日與蛋白質日交替。比如，隔日交替，今天是蛋蔬日，明天是蛋白質日；或者連續交替，連續 3 天、3 天，或是 5 天、5 天，連續蛋白質日、蛋蔬日交替，可以根據自己的適應能力和舒適程度來選擇。在蛋蔬日裡，可以吃低碳水類（非澱粉類）蔬菜。比如菠菜、萵苣等綠葉菜，以及花椰菜、高麗菜、抱子甘藍、辣椒、蘆筍、竹筍、茄子、黃瓜、芹菜、番茄、蘑菇、洋蔥、韭菜等。

蔬菜的烹飪方式不要過度油膩，可以選擇蒸、煮、生吃、煮湯等。食量也沒有規定，吃飽就行。

● 第三個階段是鞏固期

目的是不讓體重反彈。前文提到，減肥成功的定義是體重穩定 2 年以上，所以減肥應該把七成以上的力氣放在維持體重

不反彈上。

本階段的策略是：6 天蛋蔬日 +1 天蛋白質日，7 天為一個週期，持續的時間是減掉的體重公斤數 ×10。

舉個例子，假如你從原體重達到目標體重減掉了 10 公斤，那麼你的鞏固期就是 10×10=100 天。這個階段，在蛋蔬日可以稍微放鬆一下了。每天一份水果，比如 1 杯漿果或切碎的蘋果、柳丁、梨、桃或者奇異果、李子、杏等；每天可以吃 2 片全麥麵包，或者 1 小碗米飯（50g 左右），其他澱粉類食物，比如麵食、薯類等，每週可以再額外吃 2 次；每週還可以有 1 ～ 2 天的放鬆日（類似於欺騙日），期間如果要喝酒，可以喝 1 杯葡萄酒，儘量不喝啤酒或者白酒；在非欺騙日的蛋蔬日，可以用少量油脂烹飪，比如 10g 芝麻油等，但整體仍建議低油烹飪方式；蛋白質日最好放在欺騙日的後一天，這樣有利於體重管理， 讓身體代謝不遲緩，每天還是要搭配一定量的燕麥麩皮。

● 第四個階段是穩定期

這就需要你持續一輩子了：「正常」吃飯＋每週 1 天蛋白質日。

❶ 養成型方法

　　杜坎飲食是一個全新的飲食習慣養成行為：把原來高碳水的飲食習慣變成多攝取蛋白質、少攝取碳水的飲食習慣。它也是一個通過嚴格控制食材來穩定胰島素，進而達到減肥效果的飲食方法。

　　如果你在任何減肥習慣養成的過程中，能有更多對於營養素和減肥科學的認知，那麼至少以後有高機率不會再復胖。這也符合本書一直在強調的「減肥減掉的不是脂肪，而是那些不好的生活習慣」。生酮飲食、低碳飲食或杜坎飲食都是這個道理。如果真的有興趣，可以看看杜坎教授的原書內容。

　　如果硬要說杜坎飲食法的缺點，那可能在前期低脂的階段，有的女性月經會出現紊亂。女性月經週期正常有三個必要因素：一、有穩定、充足的熱量；二、有足量的蛋白質；三、有足量的脂肪。杜坎飲食保證了足量的蛋白質，但是脂肪攝取量很少。所以，如果女性要選擇極低碳水飲食法，我覺得生酮飲食還是較為適合，男性則可以選擇杜坎飲食。如果有的女性選擇杜坎飲食出現了月經紊亂，我建議可以適量增加脂肪的攝取。

❷ 杜坎飲食可能引發暴飲暴食

　　前文提過飽腹感和滿足感的區別，就我個人的飲食習慣而

言，如果讓我嚴格執行杜坎飲食，那麼我的滿足感會比較弱，因為我是會很想吃油脂的人，因此可能會引發大吃大喝反撲，甚至暴飲暴食。

但這並不是杜坎飲食本身的問題，而是身體適應能力的問題。所以，不管選擇哪種飲食方法，我們都要循序漸進，也要隨時觀察自己。

❸ 杜坎飲食可能引發的不良反應

和生酮飲食類似，杜坎飲食也是以極低碳水攝取為原則，因此身體也會很快就會開始排水，造成電解質流失，不良反應與生酮飲食差不多。所以，針對生酮飲食的不良反應應對措施也可以用到杜坎飲食中來。

唯一不同的是，由於脂肪量攝取過少，杜坎飲食可能會有便祕問題。我建議，可以把杜坎飲食中的油脂使用量稍微加大一些，同時注意補充鉀和鎂。

✢ 激瘦飲食法──較適用於輔助減肥

激瘦飲食比較受到廣泛討論，是因為全球媒體正向報導知

名歌手愛黛爾採用了激瘦飲食的方法減肥成功。

這個概念來源於營養醫學博士 Glen Matten 的著作 SirtFood Diet，它主張食用富含高蛋白乙醯化酶的食物，乙醯化酶能夠抑制體重增長，所以保持體內乙醯化酶的活性，做到「促乙醯化」，就能夠保持體重。

含有高蛋白乙醯化酶的食物有：菠菜、青花菜、羽衣甘藍、洋蔥、藍莓、楊梅、檸檬或者柑橘類水果，以及綠茶、咖啡、橄欖油等。

含有白藜蘆醇的食物也能夠促進乙醯化，所以，按照激瘦飲食的邏輯，紅酒和黑巧克力也可以吃。

我個人認為，對於亞洲飲食來說，激瘦飲食推薦的食物比較有限，因此執行起來會比較困難，所以我更建議採用生酮飲食或者杜坎飲食的同時，有針對性地挑選一些激瘦飲食推薦的食物，刺激體內某些能激發易瘦體質的激素，輔助減肥。

有個很有意思的現象，之前談生酮，說身體產生酮體，而目前科學界對酮體的研究集中在「β - 羥丁酸」，它是酮體的主要組成部分，能夠促進乙醯化，進而讓身體更易瘦。所以，生酮飲食和激瘦飲食雖然方法不同，但終會在某些地方殊途同歸。

✢ 地中海飲食──全世界都通用

地中海飲食被稱為全世界最健康的飲食方法。

地中海飲食的食材結構是：大量蔬菜，如番茄、羽衣甘藍、青花菜、菠菜、胡蘿蔔、黃瓜和洋蔥；大量新鮮水果，如蘋果、香蕉、無花果、棗、葡萄和香瓜；適量穀物，如全麥、燕麥、大麥、蕎麥、玉米和糙米；幾乎天天使用橄欖油；適量海魚類，它是 ω-3 脂肪酸的主要來源；適量雞、鴨等家禽肉類；適量豆類和堅果，如杏仁、核桃、葵花籽和腰果；適量蛋類，如雞蛋、鵪鶉蛋和鴨蛋；適量乳製品；限量紅肉和糖；每天適量飲用葡萄酒。

我們來看其中的細節。地中海飲食的重點是原型食物，穀物也強調是全穀物且適量。多吃原型食物基本上避免血糖的大幅波動，穩定胰島素，就不容易發胖。同時，原型食物也減少了大量添加物、汙染物，含有豐富的營養密度和營養多樣性。

地中海飲食中也有非常多的抗發炎食物，比如橄欖油、富含 ω-3 脂肪酸的海魚及各種莓果。讓身體較低的發炎指數，身體較不會合成脂肪。

地中海飲食裡還包含我們前面講的一些激瘦飲食推薦的食物。而且地中海沿岸的居民大多喜歡在日光下活動，健康飲

食搭配充足的日曬，讓人合成充足的維生素 D，幫助身體不發炎，維持良好的情緒和良好睡眠，維生素 D 有助於合成瘦素，維持食欲穩定；維生素 D 對於加強胰島素的敏感度也很重要，充足的維生素 D 能保持健康代謝。

　　地中海飲食不限制食量，但堅持需吃原型食物，充分咀嚼，一段時間之後食欲將趨於穩定，吃飽不吃撐，自然會解決飲食習慣偏差。地中海飲食中，還有一個細節是限量紅肉，認為紅肉會引發身體發炎。我認為這一點應該和我們所居處的區域有關。如果從祖輩時期就生活在內陸，沒有太多的海鮮，那麼身體應該是可以適應紅肉的。而地中海沿岸的人世代都吃海鮮，那麼可能吃紅肉就容易有不耐受和引發發炎反應。

　　我認為，地中海飲食完美地解釋了生活方式才是決定人胖瘦的關鍵。因為地中海飲食並不是人們設計出來的，不像生酮飲食、杜坎飲食會有一些刻板的規定。它提煉了地中海地區人群的生活方式，是自然而然形成的。

　　下面我自己統計了地中海飲食的改良版的幾個重點建議。

　　我建議把日常飲食裡所有的主食換成粗糧，最好是全穀物或者糙米。

1. 可將粥、餃子、餛飩、麵條、米飯、包子等精緻碳水類

食物儘量換成粗糧。

2. 蔬菜儘量涼拌或者低溫烹飪，油脂使用橄欖油。有一說法為，地中海飲食的核心就是橄欖油。現在有很多研究表明，橄欖油即便在高溫烹飪下也不容易產生有毒、有害物質。但是選擇橄欖油儘量認准「特級初榨」較適合冷食或低溫料理。

3. 乳製品推薦喝希臘優酪乳，這是把優酪乳做出來後，將乳清過濾掉，是一種類似於乳酪的天然發酵乳製品，可以補充益生菌，同時不會帶來胰島素波動。因為過濾掉了乳清，所以碳水含量也降低了。

4. 「每天適量飲用葡萄酒」，但這點我認為可以根據個人情況選擇。酒精對於人體來說就是純毒素，所謂肝臟解酒，其實就是在解毒。

5. 堅果建議一定要吃原味堅果，拒絕調味堅果，或者最好直接買生堅果，自己用烤箱烘焙後食用。

4.2

何時吃最重要——
時間段決定論流派

　　美國 BBC 曾有一紀錄片 ──《進食，斷食，長壽》。敘述了斷食除了對健康有益處，同時又兼具體重管理的意義。

　　近幾年市面上還有一個主流派別是「間歇性斷食」，強調進食的時間段是減肥的主要關鍵。本節我們就介紹幾個目前常見的間歇性斷食法。

　　間歇性斷食的理論核心是把進食時間固定在每天的某個時間段之內，其餘時間則保持空腹，讓胰島素處在基本平穩的狀態，給身體爭取更多燃燒脂肪的時間，進而達到減肥效果。

　　在斷食期間，身體會進入生酮狀態，進而減輕體重。比如當前最流行的 168 斷食法（16+8 小時，亦稱為 168 輕斷食），每天的三餐要放在 8 小時以內吃完，例如上午 10 點吃第一餐，那下午 6 點前要吃完晚餐，下午 6 點到第二天 10 點前保持空

腹，只喝水。一天這 8 小時內可以吃兩餐，也可以吃三餐。

間歇性斷食的主要意義在健康方面，可以啟動身體細胞自噬。「細胞自噬」是指健康的細胞吞掉老舊的細胞、不健康的細胞。簡單想像就是人體可以自動清除體內垃圾，是人體進化過程中形成的一種保護機制，需要在饑餓狀態下才能夠啟動。

間歇性斷食也被廣泛於改善某些疾病，根據研究可預防阿茲海默症。癌症病人在化療期間，若配合間歇性斷食則可縮短恢復期。因為癌細胞是一種野蠻生長的細胞，若實施斷食，正常的健康細胞會休眠、自我修復，而癌細胞依然活躍，所以這時候化療對於健康細胞的傷害就會減少，治療的藥物就可以針對癌細胞，對它造成殺傷力，使後續的修復週期變短。

人類的進化過程中，只有進入高度文明社會後，才可持續溫飽。而「饑一頓、飽一頓」是絕大多數時候的常態，也只有這種狀態才可以激發人體巨大的潛能和健康修復能力。

✛ 168 間歇性斷食

前面提過 168 間歇性斷食，是把一天吃東西的時間放在 8 小時以內，我的建議是在早上 10 點到下午 6 點之間進食，可

以吃午餐、晚餐，這樣既不影響社交，也不會在漫漫長夜裡餓得發昏。其餘 16 個小時保持空腹，空腹期儘量只喝水。這個方法目前在國內外都很流行，又被稱為 16 小時空腹法。

要注意的是，即使是要在 8 小時之內吃完一天的食物，也一定要保證足夠的熱量和營養攝取，不要把它操作成節食。

168 間歇性斷食但如果吃低碳水飲食則會加分。間歇性斷食之所以如此吸引人，是因為它在食材上沒有硬性要求。不像前文講到的飲食方法，必須具備基礎的健康知識，找到對應規則的食材。所以，執行 168 間歇性斷食，你可以吃你喜歡的任何東西，只要做到吃飽不吃撐就可以了。

❶ 168 間歇性斷食適合什麼人？

我想推薦沒有太多減肥經驗的人可以嘗試一下這種方法。但如果你已經採用過各式各樣的減肥法，身體接受過各種的減肥刺激了，再採用這種方法可能效果不佳。

這裡想告訴大家一個觀念，減肥方式的調整要和過去的自己做比較，有效條件要保持一致。比如現在執行低碳水飲食，突然換成 168 間歇性斷食，可能不見得會有效果；但如果你一直在執行低碳水飲食，想要加快速度，在低碳水飲食的基礎上再把進食時間縮短到 8 小時以內，兩者加成效果才會明顯。

168 間歇性斷食比較適合想要維持目前體重的人。很多人使用其他方法減肥成功了，卻不知道如何維持這個理想體重，168 間歇性斷食就是一個不錯的選擇。

168 間歇性斷食也適合用於調理胰島素拮抗，因為一天內有 16 個小時不吃東西，胰島素分泌穩定，它與低碳水飲食結合能更快恢復胰島素的敏感度。

另外，我指導過很多人執行 168 間歇性斷食，他們發現這個方法能讓他們戒掉零食。因為這些人平常就一直處於嘴饞、不停吃零食的狀態，這個方法讓他們只能在 8 小時的時間段內吃零食而不是完全戒掉，所以心理上沒有那麼恐慌，沒有失去感。當他們看到原來 16 個小時不吃東西也沒想像中痛苦時，慢慢地就不依賴零食了。所以，我建議所有的減肥初學者，都可以試試 168 間歇性斷食。

❷ 一日兩餐，對身體健康更好

「一日三餐」不是鐵律，它可以被打破。若改成每天吃兩餐的精神狀態和健康狀態都會有所改善。這是在主流媒體上比較少見的言論，但在代謝疾病領域，它並不陌生。如果我們沒有辦法改變高碳水的飲食結構，那麼把每天三餐改成兩餐，即使一餐吃原來 1.5 倍的量，也會讓血糖每天從原來的三次波動

變成兩次波動，這對健康和體重管理都有很重要的意義。

如果一開始馬上空腹 16 個小時感覺困難或飢餓，可以先試試空腹 14 個小時，早上 8 點吃一餐，中午不吃，晚上 6 點前再吃一餐。早餐和晚餐之間不要再吃其他食物，可以喝點黑咖啡、茶或檸檬水。

很多人覺得一日三餐變兩餐，腸胃一定會出問題。其實不然，我們不吃東西的時候腸胃只會休息，不會工作，所以從腸胃保健的角度來說，間歇性斷食很有意義。

❸ 實行 168 間歇性斷食，還是瘦不下來怎麼辦？

從科學上來說，即便是正常碳水量的飲食，空腹 16 個小時基本也能夠進入生酮狀態了。所以體重高的人用這個方法幾乎都能有效。但如果體重高的人初期沒有效果，就需要再多等一段時間，因為體內可能正在進行一些激素調整和修復。

如果是體重不高的人，使用 168 間歇性斷食進入停滯期時，建議使用循環的飲食策略。比如一周有 5 天使用 168 間歇性斷食，另外兩天吃三餐，不用把進食控制在 8 小時內，或者另外兩天使用更嚴格的 168 間歇性斷食。

還有其他的加分項，比如在斷食期間儘量保持情緒平穩和愉悅，這樣會降低皮質醇濃度，如果這段時間內情緒大起大

落，導致胰島素濃度升高，身體就會退出生酮狀態；好的睡眠品質也是加分項；還有，斷食期間加些運動，比如早上起床空腹做 15 分鐘的有氧運動，也能提升燃脂效率。

❹ 其他的輕斷食法

除了 168 間歇性斷食，還有升級版的 186 輕斷食、204 輕斷食和 231 輕斷食。數字都代表了空腹的時間長。以 231 輕斷食為例，就是每天在 1 個小時以內吃東西，其餘的 23 個小時都保持空腹。其他以此類推。每個人可以根據自己的身體情況，靈活選擇不同的輕斷食組合。

還需要了解一個概念叫作「營養密度」。比如執行一天一餐輕斷食時，如果執行得不好就會變成節食，身體感受到傷害和危機。所以，如果進餐頻率減小，就需要吃營養更豐富的食物。比如吃 2 個拳頭大的饅頭雖然很飽，但營養卻很少，若吃 2 個拳頭大的新鮮鮭魚，熱量、蛋白質、優質脂肪和維生素都會更多，同體積的鮭魚較饅頭的營養密度更大，這就是營養密度最直觀的理解。

以下是我推薦的一些營養密度大的食物，供大家參考。

· 動物內臟：豬心、豬肝、牛肝、雞肝、豬血、雞血、豬腎、

魚油、羊心、羊肚、鴨肝等。

- 海鮮類：沙丁魚、鱈魚、蝦、鮪魚、鮭魚、牡蠣、蛤蜊、扇貝、生蠔、青魚（黑鯧）、黃魚、白帶魚、鱸魚、秋刀魚等。

- 肉類：牛肉、豬肉、羊肉、雞肉、鴨肉、鵝肉、兔肉、驢肉等。

- 乳類及乳製品：牛奶、乳酪、優酪乳、乾酪等。

- 蛋類：雞蛋、鵝蛋、鴨蛋、鴿子蛋等。

- 堅果類：南瓜子、杏仁、山核桃、夏威夷果、榛子、巴西堅果、奇亞籽、葵花籽。

- 蔬菜類：芥菜、菠菜、羽衣甘藍、青花菜、紫菜、海帶、海藻、海帶芽、海苔、蘆筍、牛皮菜（編注：又稱菾蓬菜、厚皮菜）、芹菜、A菜（編注：福山萵苣、篏麥菜）、油菜、菊苣、綠白菜、大白菜、菜心、香菜、空心菜、韭菜、大蒜、辣椒、番茄、洋蔥、苦瓜、白蘿蔔等，尤其推薦綠色蔬菜。

❺ 輕斷食是否可以長期執行？

以上的輕斷食都可以長期執行，特別是 168 間歇性斷食，它不僅適用人群廣泛，而且執行起來彈性也比較大。

比如，平常第一餐安排在上午 10 點吃，最後一餐在下午 6

點之前吃，但是某天突然有應酬，最後一餐吃完已經晚上 9 點了，那就可以從晚上 9 點開始算 16 小時，也就是到次日下午 1 點再吃當天的第一餐。如果想把節奏調回來，就依然在當天下午 6 點之前吃完最後一餐。

若每天的生活都不規律，你完全可以選擇在每天最後一餐結束之後持續空腹 16 小時後再進餐。但是，長期不規律的進食真的對身體是一個挑戰，儘量不要這樣做。

❻ 間歇性斷食是否會傷腸胃？

有一個固定的原則是：「如果以輕鬆、愉悅的狀態來進行斷食，我們的腸胃是不會受到傷害的。」但如果你每天都萬分痛苦地執行斷食，腸胃會不舒服。情緒跟腸胃的關係非常大。

而且，只要選定一個讓自己舒服的間歇性斷食，固定下每日進食的時間段並養成習慣，就不會損傷腸胃。但如果今天吃一餐，明天吃三餐，後天吃兩餐，大後天又吃三餐，如此不規律進食就很容易損傷腸胃。

還有，一天一餐的飲食方法還是很有彈性空間的，每一週還是可以安排一、兩天（不用固定）吃超過一餐。很多人採用一天一餐這個方法時，很難在一餐中攝取足夠的熱量和營養，如果長期這樣，身體就會感到危機感，如果一周內有一、兩天，

比如說週末吃多一餐，那身體就會覺得相對舒服一些。

當然，也可以選擇嚴格執行一天一餐，比如在聚餐的時候也無動於衷，看著別人吃，但我覺得這有自虐的感覺。後面我還會介紹其他間歇性斷食法，但操作難度比這幾個高。

這裡有一個重要概念：「與其說斷食是一種方法，不如說是一種能力。」就像有些人即使採用比較極端的斷食方法，比如辟穀，也可以很輕鬆、順利地進入良好的狀態，但有些人辟穀一、兩天就因為低血糖暈倒了，甚至需要送醫急救，那說明這些人不具有這種能力。其實，人類斷食的能力都是與生俱來的，但後來由於太規律地吃東西或其他原因喪失了這種能力。

如果要練就這能力，一定要從初級階段開始，前面講的幾種間歇性斷食就屬於初級階段。等初級階段的間歇性斷食運用得比較自如了，再繼續升級就安全多了。

❼ 只斷食 12 小時有用嗎？

如果正在執行生酮飲食，不攝取碳水，那麼斷食 12 小時就能達到別人斷食 16 小時的健康效果。比如其他人一餐吃了兩碗飯，還有其他碳水類食物，身體可能需要 4 個小時左右讓胰島素恢復到正常濃度。而生酮飲食者不需要這個週期。

但對於大部分正常攝取碳水的人來說，12 小時的斷食沒辦

法讓身體達到生酮燃脂的狀態，但還是可以讓腸胃得到比較好的休息了，這對於腸道菌群來說是有好處的。對很多初接觸斷食的人來說，能做到 12 小時不吃東西已經挺有難度了。

✧ 52 輕斷食

52 輕斷食，在近兩年也很流行，其實基礎概念也不難，以 7 天為週期，5 天隨意吃自己喜歡吃的東西，另外 2 天做輕斷食。在斷食日裡，女性可以每天攝取 500 大卡以內熱量的飲食，男性可攝取 600 大卡左右，也可以什麼都不吃，只喝水。斷食日可以不是連續的兩天。

這個方法適合應酬較多、生活不太規律的人。建議 52 輕斷食應至少持續 8 ～ 20 周，預期效果可瘦 2.5~5 公斤。

❶ 52 輕斷食的操作細則

很多人疑惑：如果一天只攝取 500 大卡，那能吃些什麼呢？2020 年網路上有一個非常流行的減肥方法 —— 北京協和醫院高效減肥法，其中有一部分講到了 52 輕斷食。關於在斷食日吃什麼，它是這樣安排的。

- 早餐：2小杯低脂 / 脫脂優酪乳＋1個雞蛋。
- 午餐：不吃主食，只吃200g水果。
- 晚餐：50g米飯 /200g薯類（編注：地瓜、馬鈴薯、山藥、芋頭、木薯、菱角、豆薯等等）＋250g蔬菜＋50g瘦肉。

　　這些食物的總熱量大約500大卡。根據這個建議來吃，食材的選擇更多樣，無須嚴格按照某一個固定食譜來執行。如果覺得搭配麻煩，我個人建議也能只吃雞蛋。

　　《輕斷食》一書中有分別針對女性和男性的建議，我大致摘錄如下：

女性，「斷食日的早餐通常是低糖的什錦果麥，可以加一些新鮮的草莓、杏仁和低脂牛奶。午餐是一個蘋果。晚餐則安排吃一頓豐富的沙拉，有許多的菜葉和一些瘦肉（蛋白質），也許是燻鮭魚、鮪魚或鷹嘴豆。在輕斷食的一天，喝加了一點現擠檸檬汁的礦泉水、大量的花草茶和幾杯黑咖啡。」

對於男性，「我用高蛋白的早餐開始一天，通常是炒蛋或一碟白乳酪。白天喝幾杯黑咖啡和茶，如果餓的話就置之不理，或者出去散散步，直到饑餓感消退。晚上吃一點魚或其他肉類，搭配大量水煮青菜。由於

從早餐後便開始禁食，我會覺得晚餐特別美味。」

❷ 如何度過看似困難的斷食日？

● 小口進食、細嚼慢嚥、專心用餐，吃出更多滿足感。

我曾經讓一些學員用本子記錄每一樣食物的口感和食用時的感受，並放慢進食速度，這樣可以幫他們少吃。同時，這種客觀的記錄也可以幫他們擺脫對某些特定食物的依賴。想吃特定食物的時候，就把本子拿出來看看，回憶當時的感受，欲望就減退了。

● 可以找朋友、群體一起做輕斷食

可以加入各種減肥群，大家相互鼓勵，遇到困難就相互交流，這樣可以在痛苦的減肥過程中得到很多慰藉。

● 在工作日輕斷食

工作時，人們往往一忙起來就會忽略吃東西，但週末或休息時，閒閒無事，嘴巴就老想動一動，所以我建議大家在工作日施實輕斷食。而且工作日少吃東西，頭腦會更清醒，特別是在身體學會分解自己的脂肪作為能量之後。

● 保持補充電解質

斷食日要更注重補充電解質，如鉀和鎂等，最簡單的方法就是喝點海鹽水。電解質可以穩定食欲，能夠讓身體放鬆、心情愉悅。同時，在斷食日保持電解質平衡，還可以減少第二天進食時身體可能出現的不良反應。有些人斷食後再進食會頭暈、消化不良或者拉肚子，這些都是因電解質失衡而導致的。

電解質粉或是液狀的產品很容易購得，但請儘量選擇無糖的，直接泡水喝就可以了。

❸ 以「周」為週期，建議哪兩天做輕斷食

周間我認為覺得週一和週四比較合適。對於大部分人來說，週末可能因為聚會等社交活動，免不了要一起吃飯，而且比較難控制量。週一剛好做輕斷食可以幫助腸胃休息。而且周日如果吃得比較「放肆」，週一突然嚴格，也有利於突破停滯期。突破停滯期雖然是一門「玄學」，但是有很多人嘗試過，稍微放鬆一點後突然嚴格，就跨過了停滯期。

很多人的週末生活是從週五開始的，所以更推薦選擇在週五之前，以四作為第二個斷食日。

當然，以上只是建議，很多人也習慣用週末其中一天做輕斷食，這樣可以在家裡好好休息。總之，選擇適合你的就好。

④ 女性經期可以輕斷食嗎？

可以。如果斷食日正好遇上經期，情緒不穩定，身體也非常不舒服，那你可以選擇結束輕斷食，採取讓自己舒服的飲食方式。但如果整體上感覺平穩，則可以繼續執行輕斷食。較有斷食經驗的人會巧妙地避開自己狀態不好的日子。因為兩天的斷食日可以是隨機的，不用非得固定在每週的某兩天。

⑤ 斷食日可以運動嗎？

可以。已經習慣輕斷食的人，即使在斷食日運動，也不會有很明顯的不舒服感。一剛開始執行這種飲食方式，可能你會在斷食日覺得體力不支，這時不必強迫自己運動，或者做一些中輕度的運動。一切以自己的身體感受為准，切忌讓身體和情緒有強烈的不舒服感。

⑥ 注意循序漸進

對於 52 輕斷食，很多人實踐後都覺得，斷食日受不了，忍不住要暴飲暴食。如果你平時就很難忍受饑餓感，那麼我就不建議你直接採用這種飲食方式。

輕斷食要從 168 間歇性斷食入門，然後逐漸嘗試 18 小時輕斷食、20 小時輕斷食，直到在空腹期能夠情緒平穩地與饑

餓相處後，再開始嘗試進階的輕斷食。注意，千萬不要對抗饑餓。《輕斷食》一書將 52 輕斷食歸為入門級，但我認為這要因人而異。只有親自體驗過，才能根據身體的真實反應做出正確的也是最適合自己的決定。

✣ 週一斷食法

除了 52 輕斷食，還有「週一斷食法」，這個方法起始於日本。比起 52 輕斷食，週一斷食法的可操作性更高。這也是到目前為止我體驗過比較舒服的減肥法，而且適合長期執行。

❶ 週一斷食法的基本操作細則

它把一周分為 3 個階段：週一是斷食日，週二到週五是良食日，週六和周日是「自由」的日子。

- 每週一：除了喝水，什麼都不吃。
- 週二至週五：早餐為優酪乳、當季水果，中午吃肉和菜，晚上吃素，可以吃到飽。這也符合典型的低碳水標準。我個人認為可以改良為：早上吃雞蛋，午餐、晚餐一葷一素，水果可放在晚餐吃。

‧週六和周日：可以吃任意喜歡的東西。

每一個週期都從週一開始，這也剛好可以讓週末負擔重的腸胃得到有效的休養和調理。

這個方法的好處是，每週一天的斷食對身體有良性刺激，其他幾天身體都會處於滿足的狀態，「4 天低碳水，2 天綜合營養」，一周有兩天任意吃，身體的感覺較舒服。而且，斷食日和「自由」日是連著的，更容易讓身體「放鬆警惕」，進而釋放更多的脂肪，突破體重下限。

如果你平常已經使用一個固定的飲食方法，停滯期持續很久了，需要多維度刺激，「週一斷食法」可以滿足這個需求。

對於愛碳水或者愛零食的人來說，想著只要到週末就能夠吃喜歡的東西了，那麼週一到週五也不會特別難受，不會因為減肥要放棄很多東西，心態上也是有利的。

✛ 更長時間的斷食法

超過 24 小時的斷食方法就屬於長時間斷食法了。

若是超過 30 小時的斷食，已經不是普遍意義上的減肥方法了，而且也不適合經常使用。超過 30 小時的斷食，可以讓

身體發生非常明顯的自噬效應，會修復體內很多激素紊亂。同時能夠刺激生長激素旺盛分泌。深度睡眠能讓人分泌比日常多 6 倍的生長激素，而斷食 30 小時以上可以讓人分泌比日常多 30 倍左右的生長激素。

生長激素對於人的肌肉生長、脂肪分解都有促進作用。所以如果你是一個典型的「瘦胖子」，肌肉量很少，肉很軟，或者身體發炎很嚴重，比如經常偏頭痛、身體慢性疼痛、記憶力斷崖式下降等，或許可以一個月嘗試 1～2 次這種長時間斷食法，但這個方法較極端，還是要和醫生討論過，或評估過身體狀況再試。接下來我們簡單認識一下長時間斷食法的典型代表——「辟穀」。

❶ 辟穀不是單純的減肥

「辟穀」，又稱辟谷、斷谷、絕谷、卻穀，字面意思是不食五穀，以藥膳等食物充腹或者斷食一段時間。起源於先秦，流行於晉唐。道教創立後，發展了這種養生術，本來是修仙、求道者使用。如今用於減肥，辟穀被粗暴地理解為絕食。但事實上，辟穀期間應配合藥膳，同時講求呼吸吐納，講求修行、修心和養身。

某些瑜伽流派也會由老師帶領著做，但時間通常不久，最

多持續 3～5 天，主要練習呼吸和冥想，為了在饑餓狀態下維持好的情緒和身體狀態。另外，也會配合一些膳食補充營養劑。

現代狹義上的辟谷是指清水斷食，只能喝水和吃一些膳食補充營養劑。但現在辟穀已經被披上行銷的外衣，市面上能夠看到一些辟穀產品，如辟穀紅糖，宣揚每天喝辟穀紅糖水可以補充營養，其實就是防止低血糖。這很難讓辟穀者進入良好的燃脂生酮狀態。

還曾有「三日改良辟穀」的說法，即用蘋果醋、檸檬汁、蜂蜜等為原料調製出三日辟穀飲等。但這些都不是真正的辟穀，而是打著辟穀的名義，執行低熱量液體斷食，只不過選取的食材相對健康，會有一定的清腸功效。

我們在這裡不詳細敘述辟穀操作法，因為辟穀無法讓人培養好的飲食方法或習慣，就算瘦下來，如果又恢復到以前的生活狀態體重就很容易反彈。這也是辟穀無法成為主流減肥法的主要原因。

要想辟穀不反彈，可使用低碳水飲食慢慢復食，體重還是可能會稍微反彈，但不會胖回原狀。要讓身體記住一個體重，形成新的體重定點。

✦ 骨頭湯黃金飲食法

不管你使用什麼方法瘦下來，復食時我很推薦你嘗試骨頭湯飲食法或肉湯飲食法，做法就是選擇一切你喜歡吃的肉類或者骨頭，與非澱粉類蔬菜一起燉，並以此作為主要餐食。這種飲食方法營養豐富，含脂肪、蛋白質、膳食纖維等，且對胰島素刺激很小。

順序是先喝點湯，然後吃點好消化的瘦肉，也就是以簡單的蛋白質開始進食，接著吃湯裡的蔬菜，最後吃脂肪類的肥肉。如此飲食方法既能滿足身體的需求，又不會增加身體負擔。

我之所以把這個方法叫作骨頭湯黃金飲食法，是因為不管在什麼地方、在什麼情況下，只要你需要復食，它就很好用。

這個方法也很適合短期不規律飲食，比如外出旅行大吃大喝幾天後想快速排水腫，因為它也屬於極低碳水飲食。

4.3

 養成「瘦子習慣」，
才是當前王道

　　所有強規則型的減肥法，例如給自己制訂了一周 7 天的食譜，每天幾點喝水，幾點做運動，幾點散步，幾點按摩，幾點吃不同的營養素等等，那麼減肥多半會以失敗告終。因為規則強大會讓人感覺處於弱勢，產生「失去感」，覺得失去了自由、零食、社交，進而更容易打破規則。所以，如果前述的或任何具體的減肥方法，都讓你感到不自在、不想做，那麼你可以試試下的「習慣減肥法」。

✛ 瘦子飲食十字訣

　　「魚肉菜蛋菇，藻芝薯奶穀」，這句請背起來。這是我養

成瘦子習慣的飲食十字訣。這十個字幾乎涵蓋了所有的食材。在十字訣的世界裡，沒有不能吃的，只有優先順序。

- 魚：可以是各種各樣的魚類，海魚、河魚都可。
- 肉：雞、鴨、豬、牛、羊等各種肉。
- 菜：非澱粉類的蔬菜，比如綠葉菜，以及青花菜、芹菜等。
- 蛋：雞蛋、鴨蛋、魚蛋、鵝蛋、鵪鶉蛋等。
- 菇：所有的菌菇類。
- 藻：海洋蔬菜，如海藻、海苔、海草等。
- 芝：以芝麻為代表的堅果類。
- 薯：薯類，比如紅薯、山藥、馬鈴薯等。
- 奶：如牛奶、優酪乳等乳製品。
- 穀：穀物類，比如米、麵等。

其中牛奶比較特殊，牛奶雖然不含糖，碳水含量低，但它直接刺激胰島素，讓胰島素升高。所以，與其喝牛乳，我更推薦優酪乳，因發酵而乳糖轉化為乳酸了。瘦子飲食十字訣，其實很多人回饋這是最好用、最方便的減肥飲食方案。

❶ 十字訣飲食的應用

在減肥時，排在十字訣越前面的食材，越優先吃，它們對

胰島素的刺激越小，營養密度相對越大。

我們綜合起來說一些運用場景。比如今天公司聚餐，點了一大桌子中餐，你可以按照十字訣，優先選擇東西吃，有魚就先吃魚，沒有魚就先吃肉、吃菜，一般中餐的甜點和主食都是最後上，如果你還想吃就吃一些，將碳水後置對胰島素的刺激較小，也可以不吃。

比如聚餐吃火鍋，道理也是一樣，先吃肉、吃菜，最後煮一些馬鈴薯，吃點蛋炒飯（在四川，吃火鍋最後一道菜一般是蛋炒飯配泡菜）。比如今天加班，外賣點了包子，那麼你就先吃肉餡，再吃皮，這樣包子對胰島素的刺激會相對降低。

❷ 十字訣飲食的好處

十字訣飲食只有優先順序，沒有禁忌，不需要戒斷，它能夠避免使用者心理出現「我將要失去我愛的食物」的心態，減少焦慮感。還可以無痛減碳水。當我們認真吃肉、菜後，身體會得到很大的滿足，穀物類（碳水）放在最後單獨吃，在吃飽的狀態下，穀物類（碳水）就變得不好吃了。很多人就是使用這個方法無痛減碳水的。

它非常容易養成習慣，入門的門檻非常低，能完美地融入每個人的生活，不管是學生還是上班族，外食族或是自己做

菜，都很容易辦到。也能修復我們與食物的關係，因為減肥者對食物不會出現「應該吃」、「不應該吃」的判別，不再因為要減肥而害怕聚餐、害怕應酬、害怕旅行，一旦不害怕去吃東西，食欲就會越來越穩定，與食物的關係也會越來越好，擁有高「瘦商」。只需改變進食順序、就能帶來代謝的改變、體重的下降，養成習慣後，就不會再遇到體重反彈的問題。

瘦身小提醒

減肥的極簡主義

01・做加法

不要想著這也不能吃那也不能吃，可以想成「我要多吃更好、更健康的，先吃十字訣裡排在前面的食物」。健康食物吃得多了，不健康的自然就吃得少了，也不會有缺失感和焦慮感。

02・做準備

每天或每餐都預先準備或練習一下飲食結構和飲食順序，才不至於臨時忘東忘西。但已熟練運用十字訣的人，可以忽略這一點。

03 · 做計劃

找到適合自己的才是好方法，比如，你習慣中午才起床，那就不要逼自己吃早餐；只有晚上胃口才好，那白天可以少吃一點，晚上再吃正餐；習慣高碳水飲食，那就把碳水放最後吃，而不一定非得做生酮；如果得上夜班，那就上班前吃一餐，4 小時後吃一餐，過 4 小時下班後再吃一些，然後才睡覺（這樣也做到了 168 間歇性斷食）。

04 · 做積分

我前面第三章也提過，減肥如同積分制，請允許自己做不到滿分，能拿幾分就拿幾分。以十字訣為例，如果一餐裡有魚有肉有菜有穀，吃好了是滿分；但若條件有限，只有菜、穀，那先吃菜再吃穀，也是積分，只是積不到滿分而已。

總之，做加法、做準備、做計劃、做積分，這 4 件事，結合「魚肉菜蛋菇，藻芝薯奶穀」這十字訣，就是最適合大眾的極簡主義減肥法。

這是我減肥三十年、為成千上萬的人答疑、研究了各種各樣的減肥法後，總結出來的心得，是最平凡也最實用的減肥終極答案。

減肥最重要的是要能變瘦，並且保持體重穩定。在這個過程中，大部分人會經歷一個感覺自己快要堅持不下去了的階段，這時候應該如何應對呢？

　　想做到更理性，就要把減肥當成一個管理專案來執行。前文從心理認知層面和執行層面講了很多細節，現在我們把自己從中抽離出來，學習一下如何能讓減肥流程更加科學。

減肥專案管理，讓習慣變日常

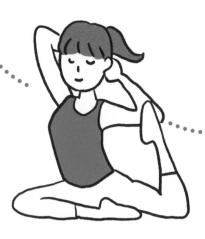

5.1

 減肥也需要有自己的節奏

✦ 減肥最容易出現的心理盲點

如何把握好減肥的節奏？減肥會出現盲點，那可能是因為思維方式存在問題，讓減肥變得沒有章法。下面我們就來盤點一下減肥過程中的思維盲區。

❶ 急於求成，欲速則不達

「如果我用 A 方法疊加 B 方法，再結合 C 方法一起使用，那是不是減肥會很快呢？」這是減肥者最喜歡問的問題。

是，這樣做的確能夠快速減肥，或許在初期你的體重可以快速下降，但卻容易以最快速度、最大限度激起身體的不講道

理模式。而且，這種情況下遇到停滯期，幾乎沒有明確可以改善的方法，只能先吃胖，讓身體放鬆，再重新開始減肥。如果繼續用很嚴格的方法，身體就會陷入高皮質醇的緊張狀態，進入閉鎖狀態。

所以，欲速則不達。最好的狀態是，先從一種方法，比如168 間歇性斷食開始，進入停滯期了，再加強，例如改用 186 輕斷食，或者 52 輕斷食或周一輕斷食來嘗試打破平衡。

❷ 改變你的心態，「試試看」也無妨

在指導學員減肥的過程中，我常遇到類似的求助：「老師，我試了這些方法，但我確實不喜歡吃 A，不習慣吃 B，心裡老想著吃 C，但是吃 C 又會長胖。我該怎麼辦呢？」

這種狀態下如果遇到停滯期，就容易陷入焦慮：「我為什麼要這麼為難自己？」

減肥應該是需要看自己的身體需要什麼。不要總把「我不喜歡」、「我不習慣」當理由，卻忽略身體真正的需求，不要有固執己見的想法。

把「我不喜歡」、「我做不到」換成「我想要嘗試」，比如「我真的做不到不吃麵包」，換成「我可以學著嘗試少吃麵包」，心態就不一樣了。

❸ 跳脫線性思維

很多人習慣用線性思維，覺得萬事都有因果。「付出越多，收穫越大。」、「別人都可以，為什麼我不行？」、「我以前可以，為什麼現在不行？」、「昨天吃了比薩，今天就變重了，肯定是不能吃比薩」這些都屬於線性思維。其實，減肥我們只能用相關性去思考。

減肥存在著很多變數，比如，是否處於停滯期，是否有激素拮抗，是否在冬季，是否在節食，體重是大基數還是小基數，飲食結構如何，家族基因如何等等。所以，當計畫執行過程不太順利時，如果考慮到有這些因素，心裡可能就會好受一點，不會苦苦為難自己。

所以減肥最好的狀態是努力做，但誰都無法完全預設這麼做就一定會產生什麼結果。

❹ 減肥是持續性思維

「我沒忍住吃了消夜，該怎麼辦？」、「昨天吃太多甜品了，今天怎麼挽救？」、「今晚應酬喝酒了，怎麼辦？」、「怕浪費食物，於是把自己吃撐了，好難受。」

我們應是抱著持續性、長期性的思維，用系統科學化眼光來看待問題。或許並不是因為今天怕浪費把自己吃撐而長胖

的，而是過去很多年都用這種方式，餐餐強迫自己吃完、吃撐，才發胖的。

如果一直讓自己處於這種不必要的焦慮中，減肥就很容易因為不必要的焦慮而中斷。所以，當狀態發生時，可以檢討內在原因，但不用一直處於當下懊悔。

更不要給自己「加戲」說：「如果我連吃都做不好了，那活著還有什麼意思？」、「我寧願當個做吃盡天下美食的短命鬼。」對此類說法，我只能長嘆一口氣。

「吃」只是生物的本能，建議你做飲食規劃，目的是改掉一些不健康的飲食習慣，所以不要為不健康的飲食習慣找到藉口亂吃。

❺ 別太在意別人的評價

很多人半途而廢，可能就因為別人的一句話：「你那麼認真減肥，可也沒見你瘦了多少呀？」、「減肥那麼久了，怎麼還是這麼胖呀？」。

你減肥是為了取悅別人，而不是自己真的想減肥嗎？我曾在一篇關於進食障礙的文章裡看到一個男生留言說，他之所以節食是因為初中時有個老師叫他「小胖」；還有人節食是因為父親說：「你屁股怎麼那麼大」……

如果只是因為別人的評價而去減肥，那就很容易感到心態不平衡。學會客觀地認識自己是非常必要的，不要因為別人的評價而否認自己。比如，我身為一個減肥博主，並不是很瘦的那種類型，也不愛運動，所以沒有那麼多的肌肉。但我不會因為大家說我不夠瘦或者說我需要練肌肉，就非得再減幾公斤或者硬練出很多肌肉。別人的評價其實並沒有那麼重要。**客觀評價自己，是一種很重要的能力。**

❻ 別有受害者思維

「為什麼爸爸媽媽都不理解我，總是做很多好吃的叫我吃」、「老闆總是給我安排很多應酬，害我沒有辦法認真減肥」、「我的工作太累了，太焦慮了，一焦慮我就忍不住亂吃，很難減肥」、「我的生活一團亂，根本沒辦法減肥」。

這些就是「受害者思維」，我建議這樣的學員要轉換從「為自己量身打造」的角度出發，只有你自己知道你的生活模式最適合搭配什麼樣的健康飲食方案，如果一直以受害者自居，總自怨自艾，就很難有效地調整。

以上幾種思維，就是減肥中常見的一些盲區，如果能看到自己，從中走出來，減肥狀態就會發生根本性的改變。

✦ 正確看待數據資料

我們再來認識一下數據資料的問題，因為它往往是減肥者撐不下去的重要導火線「我今天體重又長了 200g」、「昨天明明沒吃晚飯，為什麼今天卻還重了 0.5 公斤」等，這些數據很容易讓人產生挫敗感。

數字焦慮幾乎是最難解決的焦慮。減肥時越焦慮，越容易導致食欲不穩，情緒崩潰開始暴食。越計算精確的克重、熱量、營養素比例，越容易缺乏進食滿足感，失去自然感知饑飽的能力。

糾結體重數字根本對我們無益，所以我建議一周使用一次體脂秤就好。首先，審視這周的體重變化，去檢討上一周的生活狀態。比如上一周睡得還好嗎，情緒穩定嗎，非必要性進食多嗎？等等。這才對減肥有幫助。

其次，對於體脂秤上的數據資料，只要確定指標的曲線變化是正向的即可。比如體重在慢慢下降、波動下降、穩中有降，都是很好的方向。如此就說明前一周、前一階段的狀態是沒問題的，只要繼續保持就好。但如果體重上升，就需要做整周的複盤，本章後面會講到複盤的部分。

體脂率的算法是，體脂秤是透過電極片釋放電流，測試人體的電阻（肌肉含水多所以導電，脂肪不導電），進而大概推

算出身體成分，所以這數字並無法準確地、真切地看到體內成分含量。體內水分的變化也會導致體脂率變化。假設你剛洗了澡，皮膚、頭髮濕濕的，身體整體含水量高，這時候測出來的脂肪含量可能偏低。所以建議固定在每天的某個特定時間稱體重、體脂，比如在早上空腹時秤，依然較容易客觀觀察變化曲線。

簡而言之，和股票一樣，應該看趨勢線圖，一周看一次或半個月看一次都可以，這就是減肥的節奏，可有效降低焦慮感。

⊹ 體重基數不同，減肥策略也應該調整

減肥（脂肪代謝）的底層邏輯都是一樣的，只是所處的階段不一樣，策略也不一樣。為了方便你們理解，我們在這裡用體重的大基數、小基數、極小基數來劃分減肥階段。

如果把減肥看成一個完整的過程，一般會先經歷適應期，以開始使用生酮飲食法減肥舉例。

第一階段改善體內的激素拮抗。雖然體重沒下降，但已經在作用了。

第二個階段是體重順利下降期。身體在新的飲食方法下打破了平衡，改良了代謝，體重順利下降，通常能順利下降的都不會是小基數體重。

　　第三個階段是停滯期。當身體快速掉了一些體重、體脂後，會開啟保護模式，進入停滯期。

　　第四個階段是體重持續下降期。當身體覺得安全了，並適應了新的體重，如果繼續用有效的手段刺激，身體將打破平衡，體重繼續下降。

　　以上幾個階段可能會重複。

　　第五個階段是拉扯期。當體重掉到小基數或極小基數後，就進入拉扯期了。因為身體覺得已經很好了，不需要再下降了，因此體重開始上下波動。

　　第六個階段是平穩期。至此，減肥結束。

　　BMI 的概念我在前面 2.5 章節也提過，如果 BMI 低於 24，屬於小基數體重，如果 BMI 低於 18.5，就是極小基數體重。其實小基數體重和極小基數體重都不需要減肥，尤其是極小基數體重的人，我真的不建議你減肥。

　　而大基數體重人群，我建議的減肥節奏是：飲食＋少量運動。建議選擇某一種飲食方法，比如生酮飲食、低碳水飲食。運動可選輕量的無跑跳的原地運動或伸展，避免運動傷害。

一般而言，大基數體重會經歷體重變化的所有階段。在適應期，也就是剛開始使用某種方法的初期體重可能沒反應，當身體適應後體重才進入順利下降期，這時可以把飲食的嚴格程度加大到 100%，因為體重下降會帶來很大的動力，即使嚴格飲食也會覺得很開心，這時可以加碼運動。

　　當進入第一個停滯期後，體重就「不動」了，逐漸放鬆飲食，嚴格程度恢復到 80%，讓身體開始放鬆，運動也可以稍微放鬆。此時可以疊加輕斷食。

　　當進入體重繼續下降期，再把飲食的嚴格程度拉滿。當體重已經變成小基數或者進入拉扯期，飲食的嚴格程度可以回到 80%，因為這時身體已經不適合「高壓政策」了，運動可以稍微加強，因為體重基數不大了，較不容易受傷，而且經過前期的學習，運動能力也提升了。

　　拉扯期可採取 168 間歇性斷食或 186 輕斷食，或是碳水週期法（週一無碳水，週二到週六低碳水，周天開放日）。運動也可以採取高強度間歇性訓練，即 HIIT。

　　以上的介紹不是站在某一種固定的減肥方法上，而是從比較宏觀的角度來分析建議，具體的個人減肥實際操作，還是要根據你本身的體驗來靈活調整。

⊹ 什麼才是正確的節奏

微觀一點來說，**第一、不要用力過猛**。何為用力過猛？疊加多種減肥方法就是最典型的例子。疊加使用確實可能比單一使用見效更快，但停滯期也會來得更快，因為身體緊張程度更高，而且進入停滯期之後，就很難再升級了。

此外，我也不建議總是在各種方法之間換來換去，因為這樣身體也會有緊張感。而且，有些方法剛開始使用時，身體需要適應期，或許馬上就要作用了，但又被換掉了。

第二，要注意飲食的多樣化。很多人喜歡照著食譜一成不變地吃，或者食材選擇單一，比如生酮飲食時，只吃五花肉和菜。還有些人為了方便，鎖定一種代餐，早餐、晚餐都吃它，只有中午正常吃飯。

但人是雜食動物，身體喜歡變化和多樣，才能感受到豐富、滿足、愉悅、輕鬆，飲食豐富才不容易讓身體缺乏營養，像鉀、鎂、鈣等這些營養物質對減重都很重要。

第三，把大量運動留給停滯期。不要天天密集地做運動，要講究變化和技巧。

在執行飲食方法的過程中可能出現體重下降放緩的情況，這時再疊加運動才有幫助。

運動建議從輕量開始，逐漸加碼；從有氧運動開始，再疊加力量訓練。體重順利下降階段，身體舒服時可以多做一點，身體不舒服就少做一點，要尊重、體會身體的感受。

　　如果遇到頑固停滯期，可以再疊加一些力量訓練，而不要一直做有氧運動。建議找專業的老師或教練指導，避免運動傷害。如果感覺某項運動越做越輕鬆，那說明身體已經逐漸適應這項運動，可考慮換另一項運動，隔一段時間再換回來，效果會更好。跑步和跳繩哪個減肥效果更好？其實，完全可以一個月跳繩，另一個月跑步，來回切換。

　　最後要注意，不要只盯著體重數字，要觀察身體維度的變化，看視覺效果，因為此時已經是減肥的「精雕細琢」階段了，體重根本不重要。

5.2

正確科學認知，突破停滯期

　　每個減肥的人都逃不過停滯期，有人甚至將停滯期視為「魔鬼」，但事實上，停滯期應該是「魔鬼中的天使」。

　　所謂的「停滯期」就是：體重下降了一段時間，身體花掉了一部分「存款」後，要停下來接受現實，找找安全感；在身體說服自己以後，覺得目前的「存款」還可以花一花，然後再繼續往下減。

　　停滯期可以說明以下這幾個狀況。

　　第一，身體健康。如果體重不停地降，反而要擔心是因為重大疾病，比如糖尿病或者別的疾病。

　　第二，代謝下降。隨著體重下降，身體的代謝會下降。

　　第三，能量利用率提升。比如，逐漸適應了運動狀態，完

成同樣的運動只需更少的能量，或者體質下降太多，身體會開啟保護模式，減少耗能。

基於前三點會發現，停滯期是正常的「生理反應」。

第四，身體在適應新的體重定點，而且是比以前更低的體重定點。如果體重能夠維持一段時間，並讓身體覺得有充足的安全感，那身體就會記住這個更低的體重定點。比如，你原來75 公斤，減到 60 公斤後進入停滯期，體重卡了幾個月，但是後來突破了，又瘦了一些，如果反彈，會回到 60 公斤，而不是一路狂飆回 75 公斤。

第五，現在的體重比原來低了。即使一直卡在停滯期，體重再也不下降了，那也是一種階段性的減肥成功。而且體重最終會停在某一個停滯期，我們覺得這個體重合適了，也就不再繼續減肥了。

需要補充一點，有的人在停滯期體重比較穩定，有的人在停滯期體重是波動甚至向上的，所以體重下降的曲線分為兩種：

· 下降→停滯→下降，整體呈現下降趨勢。
· 下降→上升一些→下降，波動但整體呈現下降趨勢。

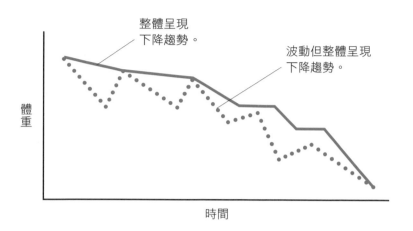

整體呈現
下降趨勢。

波動但整體呈現
下降趨勢。

體重

時間

⊹ 對停滯期的基本認知

接下來我們探討一些關於停滯期的常見疑惑。

❶ 停滯期會持續多久？

一般而言，普通的停滯期會持續 2 ～ 4 周，所以當體重暫時停住 3~5 天沒有變化時，不要覺得緊張。我經歷過最長的停滯期是兩年，突破契機是某年夏天我辭職了，在家裡好吃、好喝、好睡，體重卻下降了。

❷ 減肥多久會開始出現停滯期？

首先，不管是什麼樣的減肥方法，體重能連續下降 3~5 天已經難能可貴，所以我特別怕有人問：「老師，我減肥第 6 天，體重已經 2 天不動了怎麼辦？」首先，這不一定是停滯期，其次，體重下降 3~5 天停一下很正常。

關於減肥多久會進入停滯期？這個問題沒有標準答案，但相對來說，越讓身體感覺到不愉悅的科學減肥法，停滯期可能來得就越快。比如你非常不喜歡吃肉，而超級喜歡吃主食，但你選擇了生酮飲食，於是你每天一勺一勺地飲用椰子油或者吃乳酪塊來補充油脂，日子過得很痛苦，焦慮感也比較強，那麼極有可能在一開始就會遇到停滯期，因為身體太緊張了。

小基數體重的減肥和大基數體重的減肥比起來，前者的停滯期也可能會來得快一點。

❸ 在什麼情況下會遇到比較頑固的停滯期？

停滯期也是分「普通停滯期」和「頑固性停滯期」，而頑固性停滯期可能會持續很久的時間。

・減掉體重的 10% 左右時，容易出現頑固性停滯期。體重定點理論決定了人的體重會在體重定點上下 10% 浮動，

所以很多人不會無限發胖，也不會無限變瘦，當體重下調 10% 左右，就會遇到比較頑固的停滯期。

• 到達標準體重時，也容易出現頑固性停滯期。比如，有些人身高 160 公分，減到 52~53 公斤，已經很標準了，再瘦下去身體可能就會認為不健康，自動劃歸為偏瘦狀態。為什麼有的女生追求馬甲線，就不來月經了呢？因為身體自我判定的健康程度不適合低體脂率，如果硬要追求，身體就會通過一些症狀來表示「不想再減肥了」。

• 身體處於「戰鬥」、「逃跑」模式時容易遇到頑固性停滯期。克制飲食（少吃）和加大運動會讓身體覺得在「鬧饑荒」，或者持續焦慮、持續失眠、發生炎症等問題，都會讓身體有強烈的不安全感，所以開啟保護模式，體重也就很難再往下減了。

❹ 停滯期也有「假的」？

何謂「假停滯期」呢？比如你用類似節食這如此的極端方法瘦下來了，但體重「卡」住了，稍微吃一點就胖，所以一直吃得很少，但體重就是不往下降。這種情況就這叫「假停滯期」，是體內激素出了問題。

✛ 突破停滯期的方法

我們一起來看看關於停滯期的突破方法。前提是你真的進入了停滯期。「突破」這個詞會使人對停滯期產生不好的聯想，覺得它是個門檻，是不好的，所以我更喜歡另一個說法：停滯期只是需要不同的策略度過而已。

突破停滯期的基本思路是：在身體感覺到放鬆和有安全感的前提下，藉由一些外部因素去刺激身體，打破平衡，進而迎來體重的下降。

我曾經請學員提供他們突破停滯期的方法，我藉此分享並說明它的原理，供大家參考。

❶ 學員 A

生酮飲食減重 5 公斤後就遇到停滯期，體重持續兩個月沒有變化，後來使用間歇性斷食法疊加生酮飲食，體重繼續下降了 6 公斤。

● 點評

這是典型的進入了良好的營養型生酮狀態，在身體已經能使用脂肪作為能量後，透過熱量差的方法去逼迫身體燃燒脂

肪，間歇性斷食作為輔助為生酮飲食助力。使用這種方法的前提是：必須處在良好的生酮狀態，食欲穩定。

❷ 學員 B

每次遇到停滯期就稍微放縱兩天，讓自己長胖一點，然後再回到之前的嚴格減肥狀態，一舉突破停滯期。

● 點評

原理是，先放鬆，趁身體沒注意，攻其不備。

這個方法類似欺騙餐，但也有失敗的可能。欺騙餐的核心原理是，讓身體覺得飲食來源豐富而充足，不需要進入保護模式。

我曾建議過一套周期飲食，週一無碳水飲食，只吃雞蛋和油脂，週二到週六低碳水飲食，吃豐富的肉，少攝取碳水，周日放鬆日，隨便吃，週一又開始無碳水飲食。這樣方法可以把放鬆日很嚴格的與無碳水日結合在一起。

不過，如果之前使用節食的方法減肥，讓身體持續處於饑荒狀態，若突然放鬆，身體就會傾向於瘋狂地把吃進來的東西儲存起來。

❸ 學員 C

最長的一次停滯期超過半年，試過很多方法都沒用，最後突破是因為剛好下鄉支援，當時沒辦法嚴格控制飲食，心思也沒放在減肥上，正常吃飯，意外地讓停滯期突破了，後來體重順利下降。

● 點評

環境和生活作息的改變對身體產生了新的刺激，下鄉支援期間三餐更加規律，同時飲食更加乾淨，沒有太多的零食、加工品，很多導致發炎的物質攝取少了，身體負擔更小。同時，注意力沒放在減肥上，焦慮感降低，皮質醇濃度降低，所以突破了停滯期。

❹ 學員 D

每天231輕斷食，每天基本只吃一餐，減了大概5公斤後遇到停滯期，後來採取186、204、231輕斷食輪流切換的方法，最終成功突破停滯期。

● 點評

如果實行231輕斷食，不用每天都只吃一頓，每周有一、兩天多吃點，讓身體感到放鬆，身體也不會長胖。

對於小基數體重減肥的人或處於頑固性停滯期的人而言，這個策略是很好用的，不僅可以做輕斷食周期循環，還可以做熱量差循環。熱量差循環即以每天的總熱量需求為限，設置 4 個標準：第 1 天吃 60% 的熱量，第 2 天吃 80% 的熱量，第 3 天吃 100% 的熱量，第 4 天吃 120% 的熱量，以此循環。也可以根據自己的實際情況設定其他標準。循環的策略能夠讓身體至少在大部分的時候感受到食物的充足，同時又在不停地刺激著身體，藉機打破平衡。

⑤ 學員 E

每次遇到停滯期都持續比較久，突破的方法是，在某一次月經結束的最後一天開始連續斷食三天，用這個方法突破了好幾次停滯期。

● 點評

這就是抓住黃金期。當月經快結束的時候，身體的雌激素濃度開始觸底反彈，這時候身體放鬆、心情愉悅、體力上升、忍耐力變好，所以對斷食的承受能力也會變得更強。但我並不建議每個女生都選擇月經的最後一天開始斷食，要根據自己的身體感受，選擇最舒服的那段日子進行斷食突破。

❻ 學員 F

減肥到小基數體重後就再不掉體重了，去看過中醫，服了一些健脾祛濕的藥之後，體重又順利減了幾斤。

● 點評

這類方法使用了一些輔助手段去刺激身體做出改變，除了看中醫，還可以採取泡澡或者泡腳等方式。

❼ 學員 G

放小長假三天，回父母家，每天睡到中午，每天吃兩頓飯，默默地就突破了停滯期。

● 點評

身體放鬆且沒有暴飲暴食，吃得健康，身體安全感暴增，於是突破了停滯期。

⊹ 雞蛋斷食法、油脂斷食法和液體斷食法

有一些比較特別的飲食方法，也可以用來突破體重，如雞蛋斷食法、油脂斷食法和液體斷食法。

重點在於無碳水，但油脂一定要吃足，吃到自然飽，熱量占比是蛋白質和脂肪 1：1，以重量來看大約是 2.5g 蛋白質搭配 1g 脂肪。

這一類方法的典型優勢是：排水腫很快，能讓身體短時間內進入生酮狀態，飽和脂肪酸攝取充足，食欲非常穩定。

❶ 雞蛋斷食法

雞蛋斷食法是《生酮飲食》的作者吉米·摩爾（Jimmy Moore）發明的一種以雞蛋為主要食物的減肥飲食方法。以下是我摘錄的大概操作：

- 雞蛋要吃全蛋，作為蛋白質和脂肪攝取的主要來源。
- 每個雞蛋配一湯匙（15g）奶油或其他健康油脂。
- 起床後 30 分鐘內，吃掉一個全蛋。
- 每 3 ～ 5 個小時吃一頓雞蛋餐，每兩餐的間隔不超過 5 個小時。
- 到了進餐時間，即使不餓也要吃一個雞蛋。
- 每天至少吃 6 個雞蛋。
- 睡前 3 個小時停止進食。

簡單總結就是，每天可以吃 6 ～ 10 個雞蛋，每個雞蛋配 10 ～ 15g 優質油脂，起床後半小時內吃掉第一個雞蛋，睡前 3 小時不能再吃東西。

吉米曾經通過生酮飲食減肥成功，可是後來由於糖癮、碳水癮導致復胖，後來他用這個方法戒除了糖癮，重新瘦了下來。

雞蛋斷食法的優點是，雞蛋的營養素比較全面，雞蛋白是「滿分」的蛋白質，雞蛋黃裡有 ω-3 脂肪酸和膽鹼，對肝臟很好，能幫助代謝脂肪。除此之外，雞蛋裡還有很多其他的營養素。

❷ 油脂斷食法

這是以油脂為主要食物的斷食方法，一般持續週期是 3 天以內。

比較推薦的食物有五花肉、海魚、培根、酪梨、奶油、防彈飲品、乳酪、骨肉湯等，再搭配少量的蔬菜，但是不建議吃堅果，第一容易吃多，第二有些人對堅果不耐受。

有一種培根斷食法，主要是通過只吃培根，加少量蔬菜，來達到減肥的效果，它的理論來源也是油脂斷食法。

油脂斷食法比較適合停滯期，或者食欲非常不穩定的時候

使用，因為它能提供豐富的熱量和營養（油脂豐富的食物，營養也很豐富），極高的飽和脂肪酸能讓食欲很穩定。除了停滯期，它還適用於持續高碳水飲食之後的快速排水（腫）。

❸ 液體斷食法

液體斷食法主要強調食物的狀態以流食為主，有頑固便祕困擾的人可以試試這種方法。

液體斷食法有兩個特點，一個強調高脂肪。比如超模版「液體提拉米蘇」，就是咖啡＋椰漿＋奶油＋可可粉＋代糖（也可不加），一天喝兩大杯，其他東西都不吃，既可以滿足女生特別想吃甜品的需求，又能帶來穩定的食欲，快速進入生酮狀態。

另一個特點就是強調清腸排毒，比如女明星們宣導的「綠拿鐵」，即用富含膳食纖維的蔬菜、水果來榨汁，一整天只喝蔬果汁來做輕斷食。

以上所說的幾種斷食法，都比較容易出現因電解質流失而造成的不良反應。因為都是極低碳水攝取，所以身體會快速排水，電解質就跟著流失了。所以，最好補充一些生酮專用綜合電解質粉沖水喝，或者將喜馬拉雅粉鹽加在水裡喝，也可以補

充電解質，避免不舒服。

使用這些比較特殊的斷食方法後，建議要慢慢恢復飲食。從無碳水飲食過渡到低碳水，再逐步恢復碳水，而不是突然從斷碳水變成高碳水飲食。

但如果你正在執行生酮飲食，想用這些方法來嘗試突破停滯期，那麼你後續可以直接回到生酮飲食，然後恢復日常低碳水飲食。不推薦任何有暴食困擾、進食障礙、情緒不穩定的人，或者在長期節食的狀態下者，使用以上幾種方法。

÷ 情緒的關鍵作用

「停滯期」絕對是減肥是否中斷的關鍵，從我接觸的諸多減肥案例來看，雖然有很多是透過給身體施壓來突破停滯期的，但我個人認為最核心的因素還是情緒。

脂肪的代謝分為幾個步驟：

- 第一步，分解成甘油三酯和脂肪酸。
- 第二步，進入血液循環。
- 第三步，被送入粒線體進行燃燒。

在第三步的時候，有些人的脂肪會被燃燒，而有些人則會回流到肝臟，重新合成脂肪。至於為什麼出現差異，科學上目前還沒有出現定論。在我的認知裡，身體裡看不見的大手就是情緒。比如我們剛剛講的幾個學員突破停滯期的案例，幾乎都是因為吃得更好了，睡得更安穩了，食物更豐富了，壓力降低了。

　　所以，如果要在「安撫」和「逼迫」這兩種應對停滯期的策略中二選一的話，我更傾向於選擇「安撫」，而這也符合了我們講的要對身體保持尊重和敬畏的理念。

減肥複盤——
你得分多少？

　　「複盤」是減肥中非常重要的一步，它可以檢測你的狀態，而不是檢測你的資料。瞭解了狀態，你就知道自己吃得怎麼樣，睡得怎麼樣，情緒怎麼樣，有沒有炎症，而不會糾結於「我為什麼卡在 65 公斤動不了」這樣的焦慮之中。

　　所以，我把減肥劃分為幾個維度，每個維度給出不同的分值占比，希望能給大家一個比較直觀的參考。

　　假如減肥總分是 100 分，那麼各個維度以及分值占比情況為：身體反應：15 分；情緒：30 分；食欲：30 分；睡眠：15 分；體重：10 分。

　　減肥總分越高，說明你現在採用的方法與自己的身體狀況、飲食習慣和食物喜好度越貼合，可以長期堅持。

各個維度所占分值的高低是按照在減肥過程中，我認為需要關注維度的優先順序排序，所以這個排序是：情緒、食欲、睡眠、身體反應、體重。

✛ 情緒得分細則

關於情緒，最常見的問題就是，一減肥情緒就不好，然後控制不住地大吃大喝，暴飲暴食之後長胖了，情緒更差，進入惡性循環。

前文講過，在體重管理四要素裡，重要且緊急的要素是「激素」，而身體裡有一種很重要的激素叫皮質醇。如果情緒不好，皮質醇濃度就會升高，身體將開啟儲存模式，於是減肥進入「困難期」，所以減肥複盤裡情緒的占比最大。如果情緒不好，做出任何不理性的行為，都可能會導致減肥失敗。

給情緒打分是很主觀的，這裡給大家提供一些建議做參考。前述第 3 章介紹了許多項目，比如，是否比之前具有了更多的健康營養學知識？飲食習慣是否比之前得到了改良？對甜食的依賴是否降低了？等等，用這些項目來幫情緒打分。

比如，我們將情緒分為來自減肥的情緒和與減肥無關的情

緒。來自減肥的情緒有：「我最近還經常體重焦慮嗎？比如每天都要秤體重？」、「我還會因為每天的體重變化而影響到一天的心情，甚至引發暴食嗎？」、「我還在做一些強迫性的行為導致自己很焦慮、神經質嗎？比如強迫自己運動、算熱量，強迫自己吃得非常純淨。」、「我自己設定了非常嚴格的減肥方案嗎？我還會看到別人吃很少而焦慮嗎？」、「我還會和別人比較誰吃得少嗎？」、「我是否已經順利地練習和實踐前面幾章講的反焦慮思維了？比如用階段性的眼光來看問題，而不是覺得今晚吃多了明天就要挽救。」

與減肥無關的情緒有：「我最近在工作上、學習上、家庭關係上還是一團亂嗎？」

請憑直覺，給自己的情緒打分數。如果在複盤過程中，發現工作、生活一團亂並感到困擾，那麼我建議你把重心放在解決那些問題上，先不要花太多精力來想減肥的問題了。減肥不是一個需要解決的問題，等其他問題解決了以後就自然具備減肥的條件。最怕的是問題沒解決，反而寄託希望於「我瘦了，一切就會轉好」。

所以，請結合以上內容，在 0 ～ 30 分範圍內，為自己的減肥情緒打個分數。

✦ 食欲得分細則

減肥時，食欲與情緒同等重要，而且它們相互影響。

瘦和胖反應的是一種生活狀態，如果一個人只有 35~40 公斤，但他什麼都不敢吃，食欲不旺盛，那就只是空有一個體重數字而已，並不算瘦子狀態。

食欲較難判斷的是，到底是由於在減肥方法過程中出現了偏差而導致了不正常食欲，還是減肥方法本身所帶來的不正常食欲？曾經有學員問我：「我想用生酮飲食讓自己快速瘦下來，能不能一天三餐都喝橄欖油？」這就是對生酮飲食的不正確理解、過分追求速度而導致的不科學認知或偏激做法。很多人已經習慣了高碳水飲食，若一開始嚴格執行生酮飲食，就會導致食欲降低。如果食欲維度的最終得分比較低，那應該做出調整，像上面這位學員的情況，先適應低碳水飲食才是最好的選擇。

給食欲打分，可以參考如下一些細則。

· 回顧過去的一段時間，暴飲暴食的次數是否減少了？
· 即便暴飲暴食了，事後的調節方法是否沒有那麼極端了，
　或者能夠比較平和地接受暴飲暴食這件事，而不是去對

抗它？

- 即便暴飲暴食了，是否做出了哪怕一次的自省行為，而不是像以前一樣想著「先吃了再說吧，我以後一定不這樣了」？

- 是否已經在使用一些吃飽不吃撐的辦法，並且吃飽不吃撐的次數在逐漸變多？

- 對於餓、飽、撐的感受，是否比原來更明確？

- 對於原來執著的，認為自己不吃不行的食物，現在是否能做到以平常心對待，或者依賴程度有所降低？

- 開始嘗試原來完全不能接受的健康食物，並且能感受到它們帶來的好處？

- 是否已經察覺，不同的食物確實會對食欲產生不同的影響？ 比如，吃高碳水類食物確實容易造成血糖波動，且很快會感到饑餓，但如果替換成高蛋白質或者高脂肪類食物，食欲就會比較穩定。要親身實踐去體驗並獲得認知，而不只是聽別人講。

- 原本三、四個小時不吃東西就餓得不行，現在是否能空腹更長時間了？

- 原本很容易低血糖，而最近低血糖的問題是否有所緩解？

- 以前總是非常在意吃，無時無刻都想吃，現在這種注意力是否已經有降低？

- 以前每頓飯都怕吃不飽，或擔心過一下就會餓，現在還這樣嗎？

- 以前聚餐時，最在乎的重點是在食物上，現在這種狀況有改變嗎？

- 以前只要一提到吃，第一反應就是擔心吃到不好的、會發胖的食物，現在可以在健康食物的範圍內，心平氣和地去找一些自己喜歡的食物嗎？

大家可以參考以上問題問問自己，在 0 ～ 30 分範圍內給自己打分。而如果有問題，可以針對性地改正。

✧ 睡眠、身體反應和體重得分細則

睡眠、身體反應和體重，這三項在減肥的複盤中處於輔助地位。

首先說睡眠，如果情緒好、食欲穩定，那麼睡眠通常不會有太大問題。不管用什麼樣的減肥方法，只要飲食習慣改變了，睡眠多少都會受到影響。關於睡眠，根據自己的直觀感受

打分即可。

　　人體對不同的飲食法和不同食物反應不同，有些人消化系統健康正常，但就是沒辦法負荷油脂，一吃脂肪含量高的食物就會拉肚子，或者一吃膳食纖維豐富的食物就會脹氣、腹痛、腸躁、便祕等；有些人卻對蛋白質比較敏感，攝取蛋白質就會過敏。這些都可以列入身體反應的範疇。

　　如果選擇某一種飲食方法，身體反應特別不舒服，那就得加以調整。如果這部分得分特別低，就得降低飲食的嚴格程度，如果降低了嚴格程度後身體還不舒服，那就必須考慮換一種減肥或飲食方法了。

　　體重只能作為參考，特別是對於體重基數不大的人和低於標準體重的人，甚至可以把體重得分的權重分給別的維度。這也可以讓減肥時的痛苦感降低。

　　如果複盤後，整體總分在 75 分以上，那就可以繼續目前的減肥方法；如果得分在 60 ～ 75 分之間，就要調整某些狀態；如果得分在 60 分以下，那我則建議你換種方法試試。

　　複盤的得分除了讓我們客觀、直觀地去感受減肥狀態的好壞，更重要的是讓我們調整、找到適合自己且可執行的方向，所以，認真做好自己的階段性減肥複盤，不要只圍繞一個體重數字而焦慮。

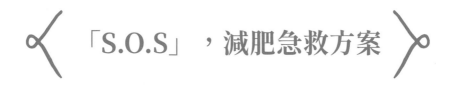

5.4
「S.O.S」，減肥急救方案

為什麼減肥需要「急救」？因為很多人對「吃大餐」存在誤解，覺得吃了大餐就一定會發胖。客觀地說，不管是在減肥過程中還是在減肥結束後，我們在一些特殊的日子裡，比如新年、生日、紀念日，或者旅行日、聚餐日等，都免不了大吃大喝。「狂歡」後，有哪些飲食方案可以「急救」正在進行中的減肥計畫呢？

✦ 放鬆身體、好好吃飯

對減肥的人來說，這些日子突然吃多了，事後會表現得非常焦慮。所以偶爾吃多，我有一個建議。

首先，放鬆身體以幫助消化，比如去散步，一小時兩小時都可以，散步後胃才不會覺得頂著食物不舒服。也可以喝一些陳皮水或蘋果醋水。如果肉吃多了覺得膩，建議可以喝陳皮水，陳皮益於化肉食。如果吃得又多又雜，可以喝點蘋果醋水。

重要的是讓身體在舒服的狀態下好好休息，拉長空腹期，比如從今晚吃完飯後開始空腹，16 小時後才進餐。拉長空腹期是應對過食、不發胖最有用也最簡單的做法。除了能代謝糖原，還能讓辛苦工作的消化系統得到充分休息。然後恢復正常吃飯，不要一直去糾結自己上一頓吃多了會不會胖。

減肥過程中偶爾會遇到階段性問題，比如過年放假狂吃了7 天。該如何快速排水腫，回到良好的減肥狀態裡呢？

⊹ 快速排水腫、短期恢復體重食譜

以下這個食譜是我在 2021 年春節後寫的，主要是用來應對春節期間變胖或發生水腫問題，幫助大家快速恢復正常的工作和生活。

如果短時間內吃得放縱、不規律，體重發生了比較大的波動，水腫得比較嚴重，都可以試試下面這個方案。

- 第一天（脫水日）

  早餐：無，或者白開水、檸檬水、綠茶等。

  午餐：2 ～ 3 個雞蛋，一杯咖啡。

  晚餐：2 ～ 3 個雞蛋＋脂肪類食物。每個雞蛋配 10g 左右脂肪。

  脂肪類食物可以選防彈咖啡（咖啡裡加椰子油、奶油、MCT 油），如果喝咖啡會影響睡眠，亦可以用茶搭配油脂，或者煎蛋多放油，吃飽最好；如果有便祕困擾，可以將雞蛋做成蛋花湯或雞蛋羹。

- 第二天和第三天（燉湯日）

  早餐：無，或者水煮蛋，一杯咖啡或者無糖茶。

  午餐和晚餐：一大碗燉湯，先喝湯，再吃肉、菜（肉類 500g，蔬菜隨意）；可選豬蹄和排骨這種稍微帶點油脂的，燉湯時可以加入木耳、蘿蔔、金針花、冬瓜和所有的菇類；如果覺得頭暈、肌肉痠痛，那就補充鉀和鎂（酪梨、海鹽水等）。

以上第一～三天，基本上都以無碳水和極低碳水為主，具有較好的排水腫作用，食欲也能更穩定，先從混亂的飲食節奏裡調正過來。

- 第四天（低碳水日）

  早餐：一個雞蛋，一杯咖啡或無糖茶。雞蛋不夠可以自己加。

  午餐：正常中餐，一葷一素。

  晚餐：正常晚餐，一葷一素。

  碳水類食物放在最後吃，碳水類食物＋水果的總量一天不超過 2 個拳頭，可以午餐和晚餐各吃 1 個拳頭碳水類食物，也可以只在晚餐加碳水類食物。不吃任何加工糖類或者糕點等，全天飲用白開水、檸檬水、無糖茶等。

- 第五天（燉湯日）
- 第六天（低碳水日）
- 第七天（燉湯日）
- 第八天～（低碳水日）

從第八天開始，按照低碳水日吃，或者恢復之前的飲食即可。切忌暴飲暴食。

如果覺得體重有波動或者水腫，可以選擇燉湯日的飲食。這一個排水腫食譜中，前兩、三天幾乎都是按極低碳水甚至無碳水的方式來加速排水腫。極低碳水飲食就是 ：蛋斷法（一整天只吃雞蛋和攝取脂肪）、油斷法（以五花肉、鮭魚、酪梨

等脂肪含量高的食物來作為主要食物，不攝取碳水）、燉湯法（肉、菜一起燉）。

保持胰島素的極端穩定，身體會先把糖排空。身體每儲存 1g 糖，就會攜帶 3g 左右的水分，而肝臟和肌肉裡最多儲存大概 400g 的糖（一般成年人肝臟可以儲存 100g 左右的糖，1kg 肌肉可以儲存 11.7g 的糖），那麼把這些糖和這些糖攜帶的水分排乾淨，就差不多可減掉 1.5 公斤的重量。以上是一個理想值的估算，是概念，數值不一定非常精確。如此突然採用極低碳水飲食，人體可以快速排水。後續就可以進入低碳水飲食了，或者低碳水、無碳水切換，最後逐步恢復成之前正常的減肥飲食。

但還是要再特別提醒，最好食用原型食物，不要額外增加肝臟的負擔，因為高效燃脂和代謝，肝臟要出很大的力。同時注意睡眠和情緒的調節就行了。

我寫這類快速「急救」食譜，只適合於短期混亂飲食、體重快速增加（這也意味著增加的大部分只是水分）的情況，不太適合暴飲暴食後急救，也不適合極小基數體重的人減肥時拿來突破停滯期。所以，當在減肥過程中偶然吃多了，或者忽然遇到了一段時間的飲食混亂，可以先用以上方案先試著「急救」回來。

5.5

 外食點餐策略

因為外食族很多，要每天自己做料理，或許對某些人有點困難，所以這一小節主要提供一些外食點餐的基本技巧。

❶ 速食店等餐廳點餐

針對麥當勞、肯德基等，可以儘量點如下餐點：

鮮蔬沙拉；不帶脆皮的澱粉類食品（比如奧爾良烤翅）；漢堡，但不吃麵包，只吃餡（肉和蔬菜）。吃點炸雞也行，畢竟只有包裹在外面的一層澱粉，也算得上低碳水食物了。進食順序是先吃沙拉再吃雞肉。

❷ 必勝客點餐

烤翅、沙拉、紙包雞、薄脆皮比薩或義大利麵等套餐。（可擇其一，但義大利麵是最後選擇，澱粉含量太高）。

必勝客的歡樂吧也提供了很多低碳水食物，例如培根、香腸、烤雞、煎蛋、沙拉等。

❸ 便利商店

便利商店選擇很多，可選關東煮的菜、烤雞腿、烤雞翅、茶葉蛋、舒肥雞胸肉等。

這裡主要說一下冰淇淋。按照原料中乳脂種類不同，冰淇淋分別是全乳脂冰淇淋、低脂冰淇淋和脫脂冰淇淋，一般包裝上都會標明。對於減肥的人，我更推薦選擇全乳脂冰淇淋。如果這種冰淇淋還主打無蔗糖、添加代糖，那碳水含量就更低了，等於是「優質蛋白質＋優質脂肪」的組合。

❹ 中餐館

葷、素搭配即可，但儘量少點以下料理：

- 芋頭燒雞、馬鈴薯燒排骨等澱粉含量高的料理。
- 糖醋排骨、糖醋魚等含糖量極高的料理。

- 羹類，為了增加黏稠度而勾芡很多澱粉的料理。
- 粉蒸肉、冬粉湯、米血湯等碳水類料理。

❺ 火鍋和燒烤

吃火鍋和燒烤時，避免選擇一些澱粉類的食材，比如年糕、冬粉、馬鈴薯、芋頭等。為了避免短時間內攝取過多鹽分進而引發對甜食的嚮往，可以喝檸檬水來稀釋體內的鹽分，或者喝椰子水、電解質水來補鉀。燒烤要注意不要烤焦。

❻ 泰國菜

正宗泰國菜中添加了不少糖，偶爾吃就好。我特別推薦泰國菜中的冬陰功（海鮮酸辣湯），因其酸酸甜甜的口味，深受女性喜愛。而且因海鮮中含有豐富且優質的脂肪和蛋白質，吃時可以少喝湯，多吃肉和菜。

儘量不要吃鳳梨炒飯、芒果糯米飯等高碳水、高糖的食物。其他的東南亞風味美食都有類似的酸甜口味，點菜時請參考以上建議。

❼ 日本料理

我本身很喜歡吃日本料理、buffet，但我只著重吃鮭魚刺

身和鮮蝦。

　　我推薦先吃最好的鮭魚和蝦，把肚子填五、六分飽，然後再吃其他的特色食物，以補充一些蛋白質和脂肪，至於口味偏甜的烤鰻魚，可以放在最後吃。

我曾經分享過一個觀點：身體是一個心智健全的小孩。他心智健全，什麼都懂，但他是個小孩。如果能讓他舒服，哪怕沒道理，他也願意配合；如果讓他不舒服，即便你講了世間最真的道理，他也跟你唱反調。

　　所以這一章，我們就來探討一下，如何讓身體感覺舒服，讓他愉悅地配合體重管理。

CHAPTER

06

減肥
加分選項

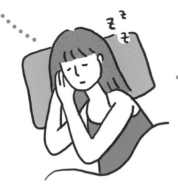

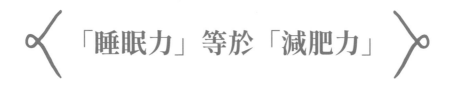

6.1

「睡眠力」等於「減肥力」

很多學員分享，本來以為放長假會變胖，因為飲食控制得沒那麼嚴格，在家也總是睡覺，但居然變瘦了，這到底是為什麼呢？

✣ 睡眠是影響胖瘦的激素

睡眠會對一些身體激素產生影響，比如瘦素、皮質醇。

瘦素是讓人感覺到飽、不想再吃東西的一種激素。瘦素缺乏或者瘦素拮抗（由於瘦素分泌過多，身體產生拮抗）都對減肥不利。

很多研究表明，如果睡眠不足，瘦素濃度就會受到抑制。

所以，如果睡眠時間比較少，那麼在同等狀態下，人就會傾向於吃更多的東西，尤其喜歡吃甜食。至於為什麼喜歡吃甜食，有這樣一個分析：如果睡眠不足，身體會承受慢性壓力，而壓力激發人體保護機制，人就會想吃甜食。

如果想獲得較為良好的瘦素濃度，除了要減肥，還需要有良好的睡眠品質。

✛ 睡眠與皮質醇濃度有關

睡眠不足會帶給身體某種壓力，而壓力對應的就是皮質醇（壓力激素）濃度升高，皮質醇作為應激類的激素，當身體承受壓力時，就會回饋在皮質醇濃度上。

承受漫長持續的壓力，是現代人的一個通病。而睡覺，正是讓身體放鬆的一個性價比很高的方案。人如果不睡覺或者睡眠不足，身體就會出現各種問題。

皮質醇濃度一旦上升，身體就會開啟合成（儲存）模式，並且容易水腫。如果身體感受到壓力，還會自動調整為戰鬥（逃跑）模式，分解出葡萄糖，讓人在戰鬥時具有爆發力，此時胰島素濃度也會升高，開始儲存能量以應對可能要來的風

險，這都是進化帶來的保護機制。**所以，簡單地說，如果睡不好，身體就會感到生存狀態不好，就容易遇到減肥停滯期。**

如果長期睡眠不足，身體的炎症反應會加劇。前面也說過，炎症導致脂肪合成，慢性炎症會加劇胰島素拮抗。炎症也會造成身體壓力、焦慮等問題，促進皮質醇濃度升高。環環相扣。

如果皮質醇長期處於偏高濃度，還可能會導致腸漏症，引發免疫系統發生紊亂、消化系統不良，身體和精神都更敏感。所以，睡眠問題會帶來一系列的不良反應。

拿我自己來說，因為工作關係，我如果晚上睡不好，就會出現慢性的背痛，但只要放鬆心情好好睡覺，背就不痛了。

所以，為了減肥順利，晚上請提前一個小時上床，並且關掉手機，好好睡覺吧！

∻ 睡眠和血糖息息相關

減肥就是要穩定血糖，與胰島素濃度息息相關。

即使血糖正常，如果在睡眠不好，甚至已經連續熬夜兩、三天，此時做糖耐量測試或空腹血糖測試，結果也很可能是異常。

大家對糖耐這個詞可能比較陌生。通俗來講，它就是正常人攝取糖之後，血糖會在一個正常的時間段內達到頂峰，然後又在一個正常的時間段內回降到空腹血糖濃度。糖耐異常，就是在糖攝取量相同的前提下，相同時間段內血糖會升得更高，超過正常的血糖回降時間段後，依然無法回到空腹時的濃度。

先不說健康與否，如此肯定會讓身體分泌更多的胰島素，直接導致減肥困難。

✛ 睡眠與生長激素相關

生長激素是一種跟減肥相關的重要激素。生長激素的作用主要是促進脂肪分解和肌肉合成。

「躺著瘦」是可能發生的，但前提條件是人要處於深度睡眠狀態。根據研究表明，人在深度睡眠下，可分泌較多的生長激素。

而人在睡覺時所用到的能量中，脂肪占比是最高的，嚴格來說，呼吸頻率越慢、越放鬆，身體使用脂肪作為能量的比例越高。人體在劇烈運動後或緊張的時候，會傾向於利用糖作為能量，所以在戰鬥模式下身體會自己分泌出葡萄糖。

那除了睡覺，還有哪些行為可以促進生長激素分泌呢？效果比較明顯的就是保持饑餓狀態，因為胰島素停止分泌一段時間後，生長激素才會分泌。但這裡所說的饑餓，並不是讓大家節食不吃，而是可以選擇輕斷食。理論上來說，168 間歇性斷食對生長激素的刺激，比傳統的一日三餐對生長激素的刺激更強。如果做更長時間的斷食，比如 30 小時以上，身體可能會分泌比日常高 20 ～ 30 倍的生長激素。

此外，成年人適量補充谷氨醯胺（比如多吃高麗菜、白菜、豆類等），也可以促進生長激素分泌，但不建議未成年人這麼做。

⊹ 提高睡眠品質的小技巧

我在 2020 年年初也曾有睡眠障礙，曾嘗試過很多方法和產品，在這裡與大家分享我的個人經驗，總結一些比較好執行的助眠小技巧。

❶ 睡眠時間

《睡眠革命》一書中有一個觀點：人類的睡眠時間並沒有

固定的標準，但是應該以 1.5 小時的倍數為宜，如 6 小時或者 7.5 小時等， 因為 1.5 小時恰好可以完成一個睡眠週期。

以一個 1.5 小時週期為例，過程是：淺度睡眠—深度睡眠—淺度睡眠。第一階段是半睡半醒＋入睡階段，第二階段是深度睡眠階段，第三階段是快速動眼階段（屬於淺睡眠階段，在這個階段，眼睛雖然閉著，但眼球會快速移動，有些人身體也會動）。一個完整的週期結束後，進入下一個睡眠週期。正常人一般每晚會經歷 4 ～ 5 個週期，但每個人對睡眠的需求不一樣。

如果是從快速動眼階段（即淺度睡眠階段）醒來，那人就會覺得神清氣爽，精力充沛。相反，如果是從深度睡眠階段醒來，那即便睡眠時間足夠長，但人還是會覺得特別累。所以，我們睡 6 小時或 7.5 小時左右醒來，會覺得比較輕鬆。以上提供大家睡眠時長參考，但還是要考慮自身狀況。

❷ 睡眠環境

現代人睡不好，跟環境有很大關係。比如家裡用的照明光源大多是 LED 燈，LED 光中有大量的藍光。藍光照射眼底，會抑制褪黑激素的分泌，而褪黑激素正好是讓人產生睡意的激素。此外，現代人用的各種螢幕，比如手機螢幕、電腦螢幕、電視螢幕，也都會散發藍光。

睡眠不好的人，可以改良家中的光源，特別在臥室裡，儘量使用專門的睡眠燈，各種無線網路分享器、電器上的小紅燈要遮住，晚上家裡儘量不要開大光源，避免直射眼睛。手機等電子設備睡前最好關掉或放遠一點，不要讓藍光一直刺激眼睛。如此，身體分泌褪黑激素的機制就會慢慢恢復。

睡眠溫度，涼爽的 16℃ ～ 18℃ 下是最有助於睡眠的，所以冬天時暖氣溫度不要開得過高。睡不好的人也不建議晚上泡澡，這樣會啟動交感神經，讓人更沒有睡意。

❸ 建立新的睡眠環境認知

建立新的睡眠環境認知，就是把臥室認知為睡覺的地方，工作、學習、娛樂活動等都不要帶入臥室，手機最好也不帶入臥室。久而久之就可以形成「一進臥室就感覺想睡覺」的條件反射。

我曾試過這個方法，有段時間我每天晚上在 10 點左右就放下手機回到臥室醞釀睡意，結果睡眠果然得到了很大改善。

利用認知解決問題是一種良好的思維方式。舉一反三，例如我們從小就被教育晚上要刷牙，刷了牙就不吃東西了，所以對很多人來說，刷牙能讓食欲平穩。如果強迫自己早點睡覺或定時定點睡覺，那身體就會給出回饋。例如過年時待在老家，

因為爸媽睡得早，我差不多 10 點也上床了，結果 11 點多就睡著了，也是這個原理。

❹ 改善睡眠的配套行為

　　我還特別推薦動手整理收納環境，把雜亂的東西斷捨離，心情就會簡單清爽。如果不是激素分泌的問題，那睡眠障礙可能是因為思慮過多，收納和整理是我嘗試過覺得不錯的應對方式。我每週一晚上都有直播，大腦會異常興奮。直播結束後感覺通常很累，所以趕緊洗漱後上床睡覺，但總是又累又睡不著，你應該也有類似的經驗。後來我稍微做了點改變。直播現場經常是一片狼藉，所以直播後我先去洗漱，做簡單護膚，然後動手整理直播現場，將所有東西歸位，有時還順手把家裡其他地方也順便整理一下。大約半小時後，思緒就不會再沉浸在工作中了。而且，收納和整理會使人產生掌控感和踏實感，也是一種很療癒的行為。把亂糟糟的事務整理得井然有序，這也是心情逐漸平靜、穩定的過程。即使還是睡不著，也可以暫緩焦慮。

　　還有，要有「佛系」思維。有些人睡不著就是因為太過於擔心睡眠，怕自己睡不著，越想睡越睡不著，我以前也陷入過這種循環。有一次我因為隔天要做一個全麻的胃腸鏡檢查，前

一天晚上要喝排空胃腸的藥，我當時覺得這麼折騰肯定睡不了了，結果抱著這種心態我竟然「秒睡」，直到半夜要拉肚子才起來。

其實失眠也沒什麼大不了，失眠的定義很主觀，把心態放平了就好。睡前也可試著伸展，啟動副交感神經、舒緩情緒。躺在黑暗的環境裡，靜靜地伸展身體，放鬆下來了就容易入睡了。

❺ 冥想和曬太陽

冥想放鬆對睡眠也有用。使用瑜珈的大休息式也有一樣的效果。如果內心感覺特別慌亂，做什麼事都沒有安全感，可以試著去接近一些能量比較高的場地、物和人，比如高山、大海、太陽，或者特別自信的人。像我個人就特別喜歡日照，白天曬太陽晚上就睡得很好。

基於此，我總結兩點：第一，太陽能量很高；第二，陽光裡的藍光如果在白天照射眼底，可以刺激夜晚分泌褪黑激素，也能讓身體合成維生素 D。不過也不需要正中午出去曬，可以在太陽光不是那麼強烈的時段，如早上八、九點，下午四、五點時，出去曬曬太陽、散散步。有助於改善睡眠，還能提升血清素，改善焦慮情緒。

❻ 運動也可改善睡眠

根據研究，人體白天和夜晚的體溫差別大有助於睡眠。這裡的體溫差別是指體溫在正常範圍內的波動。

人在睡覺時體溫是偏低的。所以，如果早上起床後做一些運動，幫助體溫上升，拉開與睡眠時的體溫差，也可改善睡眠。

很多人晚上運動後會睡得更好，但這方面也有個體差異，可以評估自身狀況。我個人如果晚上運動了，睡眠反而不好，入睡前更適合降體溫，運動反而會升高體溫。如果你發現晚上運動讓自己興奮、睡不著，最保險的做法就是改為晨起後做適量運動。

❼ 簡單的穴位按摩

我父母都是中醫，曾教過我一些有助於改善睡眠的穴位按摩方法。從我個人的實踐來看，最簡單的一個就是按摩少府穴。少府穴大概位於第四、五掌骨之間，握拳時小手指的指尖觸碰掌心的位置，少府穴按下去會感覺痠脹，這是個幫

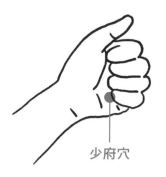

少府穴

助舒緩身心、降低心率的穴位。睡不著的時候只需平躺，然後雙手輪流按摩這個穴位，具有靜心效果。

6.2

放鬆和愉悅——
減肥的超級加分項

我們可以把身體視為「一個心智健全的小孩」，所以，不管是在飲食還是在生活方式上，都不能「虐待」身體，要讓身體放鬆、愉悅。下面我們來說說除了睡眠，如何能讓身體放鬆和愉悅。

✣ 運動，適度最好

運動，並不是越用力就越有效，適度的才是最好的。

有很多學員在我的建議下，降低運動強度後，發現體重竟然下降了，那是因為身體感受到了安全感。運動過量會造成身體壓力，進而引發腸漏症，讓身體更容易發炎。

以減肥為目的的運動，我推薦中輕量的運動，有氧運動和力量訓練可以輪換著來。

以跑步為例，不用逼著自己必須跑多久或者跑多遠，如果覺得跑著舒服，就多跑，如果覺得累了，就停下休息，以愉悅為主。

飯後中、輕量的運動對於血糖的穩定也有幫助。運動的目的是要讓自我感覺良好，而不是因為某一天沒有完成運動量、沒有跑足夠的公里數或者沒有消耗掉規定的熱量就覺得有壓力，如果這樣，運動對於減肥就沒有實際意義了。

我從小就是與運動關係不怎麼好的人，所以到現在我都比較抗拒運動。我向來不愛運動，只覺得它會佔去睡眠時間。所以為了緩和與運動的關係，我會刻意選擇一些非常輕鬆的項目，在心情好、有時間的時候運動一下，如此既能保持愉快，也能為我的健康和體重管理加分。

✣ 逛菜市場——感受奇妙的人間煙火

如果你很焦慮，壓力很大，心情低落或者很想暴食，那麼可以找個方式讓自己感受生活、感受煙火氣，煙火氣具有很強

的治癒力。或許去旅行、去參加喜宴等。我也很推薦逛逛菜市場，菜市場裡沒有幾百萬、幾千萬甚至上億的生意，沒有工作成就或財富自由，但卻有人間百態，不論你是什麼身份、地位、性別、年齡，都能在這裡收穫一些觸動。

我小時候特別喜歡去參加婚宴。一是覺得有好吃的東西；二是我很喜歡聽主持人說的那些好聽的串詞。例如婚禮禮成後主持人常說：「從此這座城市的萬家燈火裡，多了屬於他倆的一盞。」對我來說句話特別動聽，有畫面感。

✢ 練習感受愉悅，發現幸福

生活太忙碌，我們經常忘了怎麼對自己好。有時候覺得「吃」似乎能安撫情緒。可是吃了以後，卻經常後悔。

每個人都要練習對自己好，因為這是抒發情緒的出口。並不是每個人都像電視劇裡演的那樣，難過的時候身邊有很多朋友陪伴，或有很多錢可以隨便買張機票飛去熱帶小島游泳散心。現實生活中，我們面對更多的是每天超過 1~2 小時的工作通勤，在公司要完成艱難的 KPI（關鍵績效指標），下班後只能回到出租房……很少真正有時間去關心自己和愛自己。當

別人問你下班時喜歡做點什麼時，你才意識到自己幾乎答不上來。

我建議大家寫一個屬於自己的愉悅清單或是心願清單，寫下隨時可做的小事，不需要花費太多的時間和金錢成本。比如找朋友聊天、去樓下或附近的菜市場逛逛、聽聽收藏的音樂或看一集電視劇等等。

對於有情緒性進食問題的學員，我會規定他們交這個清單作業，而且需要一直更新它。如果你還沒有清單，就先練習列下清單。

我有一個朋友在微博上每天都會記錄三件快樂的事，比如，第一件，成都的銀杏又黃啦，好美！第二件，買到了伊藤超市晚上打折的鮭魚，開心！第三件，前面兩件事讓我很開心。

我過了很久才知道他當時罹患了抑鬱症，這可能是他自我救贖的一種方式，我覺得特別好。我們應該每天試著去發現生活裡愉快的細節。哪怕只是上廁所或走在回辦公室的路上，跟平常不太熟悉的同事友善地打了個招呼，這也算是值得開心的事。

長此以往，慢慢能夠感受到愉悅，就會知道怎麼對自己好，讓自己開心，這並不需要太多金錢和時間。

✧ 拓展自己的眼界，換個思維

我們讚歎文藝復興時期，因為那時候的人們開始把目光從神轉移到人身上，這是對固有思維的顛覆。藝術家們以前只畫神，直到文藝復興時期，各種各樣的人開始被畫進畫裡。我有個微胖的女性朋友，她覺得文藝復興時期的女子畫像大多充滿了力量美，如蒙娜麗莎。這個朋友是學歷史的，也到訪過很多國家，她認為女子的美不僅僅是又白又瘦。

所以當你糾結於自己是否能夠瘦下來，到底該瘦多公斤時，可以先想想，你想瘦下來究竟是為了誰呢？只有迎合自己才是值得的。

不論胖瘦，最終都為了讓自己開心。空閒下來時可以多看書，或出去看看世界，或許也會發現不一樣的風景和想法。接受自己的美，才是根本之道。

6.3

培養「順便減個肥」 的能力

前面章節說過,最好的減肥狀態是「順便減個肥」,下面我們就來探討一些「無痛的」,且在日常生活中很容易做到的方法,為減肥加碼。

⊹ 實現菜市場、超市和餐館自由

這裡所說的「自由」並不是經濟層面的,而是在面對菜市場、超市、餐館等外食環境時,可以毫不費力地挑出自己「能夠吃」的食物,即熟練運用我們所說的積分制:做不到滿分,但可以儘量拿高分。選不到 100 分的食物,也能選出當下環境中最優質的食物,並且知道如何用一些小方法來「降低傷害」。

這個能力是健康飲食裡最為寶貴的，有了這個能力，減肥時就不會再感到慌亂，而且完全不會再因為減肥這件事而影響生活。培養這個能力，要做到以下幾點。

- 第一，十字訣熟記於心：魚肉菜蛋菇，藻芝薯奶穀。

前面學習了蛋白質、脂肪和碳水化合物三大營養素，但是如果你還是無法一眼識別出營養成分，那就按照十字訣的優先順序來選擇食物就對了。按照這個順序，就能做到多攝取優質脂肪、蛋白質，少攝取碳水化合物。

- 第二，掌握一些常見的「阻斷劑」。

減肥飲食要穩定血糖，若實在避不開影響血糖的食物該怎麼辦呢？如果桌上有膳食纖維類食物，就先吃膳食纖維類食物。「快碳水＋膳食纖維」就會變成慢碳水，膳食纖維包裹住澱粉和糖，會讓其消化不充分。雖然不能完全阻斷糖，但也能有一定作用。

比如我的學員會準備一些即食銀耳，餐前先來一小碗銀耳，既能緩解饑餓避免吃多，也能發揮一定阻斷的作用。

其他的常見「阻斷劑」，還有檸檬汁、蘋果醋、綠咖啡等，這些食物都含有有機酸，有機酸能夠阻斷一部分糖被吸收，穩定餐後血糖，穩定食欲。

● 第三，可以疊加輕斷食。

　　偶然（不是習慣性）吃多了，普通人能夠做到的最好的事情就是拉長空腹期。

　　一般來說，輕斷食 16 個小時，比如今天晚上吃到 8 點，明天就中午 12 點再開餐吃，早上喝杯黑咖啡、茶或檸檬水。這樣儲存在肝臟和肌肉裡的糖原也會被消耗掉，腸胃也能得到很好的休息。如果不是習慣性地經常吃多，就不用擔心這種偶然吃多的情況。

● 第四，掌握挑選食物的機會。

　　當和朋友聚餐，一起討論餐廳時，可以提議吃火鍋、串串、肉湯等，這樣的餐食讓我們可以實現食材的自由搭配。儘量不要挑漢堡、披薩這類讓食材較為被動的速食。

　　所以，排好吃東西的優先順序，利用一些天然的阻斷技巧，靈活疊加輕斷食，再加上挑選合適的餐廳，這樣不管是日常生活的聚餐，或是出門旅行，都能夠好好地掌控日常飲食，吃得又健康又滿足，還不會變胖。

⊹ 學會看包裝食品的成分

如果有減肥訴求者，對於包裝食品，需要重點注意成分表裡的碳水總含量，並避免反式脂肪酸。推薦選擇碳水總含量在 5% 以下的包裝食品。這裡的碳水總含量包含了澱粉和糖。

也可以看克數，但一定要注意看單位。有的成分表標注的是每 100g 包裝食品裡含碳水多少克，而有的標注的是每一份包裝食品裡含碳水多少克，這是不一樣的含量。例如，包裝食品一份是 8g，每份含 3g 碳水，那麼吃掉 100g 這種包裝食品就會攝取 37.5g 碳水。

此外，碳水總含量減去其中的膳食纖維含量，才是淨碳水含量。主打高膳食纖維的包裝食品，如果你關心它是否會讓人變胖，就要用碳水總含量減去膳食纖維含量，得到的才是「真正」的碳水含量。

而「反式脂肪酸」，是人體的大麻煩，可能會帶來炎症，它明明是個脂肪，但結構是反的，可能會帶來一些錯誤的免疫反應和自我攻擊。所以，很多人覺得自己明明吃得「正常」，身體卻在慢慢發胖，尤其是肚子越來越大，而且身體感覺不舒坦，但又說不上來到底是哪兒不對，這可能就是反式脂肪酸讓身體慢慢發炎所造成的。

反式脂肪酸已經充分滲透在日常生活中了。比如超市里包裝好的蛋糕、麵包、餅乾等，幾乎都有反式脂肪酸，除非明確標注無反式脂肪酸。食品加工業很喜歡用氫化植物油或部分氫化植物油，因為氫化後的植物油更好保存，並且能夠讓膨化食品更加鬆軟酥脆，但它們都含有反式脂肪酸。

　　另外，各種各樣價格不高的、含有奶油的包裝食品，可能用的是植物奶油、人造奶油，這些油脂也含有反式脂肪酸。

　　還有奶茶好搭檔 —— 奶精，這種會讓口感更醇香絲滑的物質，也是反式脂肪酸。

　　另外，街邊，包括很多正規連鎖賣炸物的店，用來油炸的油脂（起酥油），多半也避不開反式脂肪酸。身體為了代謝它，要進行各種自我修復，造成壓力很大。

　　氫化植物油、部分氫化植物油、精煉植物油、植物起酥油、奶精、植脂末、人造脂肪、麥淇淋、植物酥油、人造酥油、咖啡伴侶、奶茶伴侶、代可可脂、雪白奶油、植物奶油等，都是常見的包裝食品成分表裡反式脂肪酸的化名。

　　想要好好減肥，就儘量吃真正的原型食物，才會避免發炎，其他添加劑也儘量不吃。

᚛ 細嚼慢嚥，才能減肥

這裡說的細嚼慢嚥，指的是內心接納，並且行動上也做到細嚼慢嚥。當你真正習慣了細嚼慢嚥時，就說明你與食物的關係變好了。

多咀嚼能讓食物混入更多的唾液，唾液裡有一種酶可以穩定血糖，阻止一部分糖吸收。其次，細嚼慢嚥還有助於專心進食，感受到進食的快樂，增加滿足感，進而減小食量。

而且細嚼慢嚥會讓大腦更容易感覺飽足。吃飯特別快的人，感覺飽足時往往已經吃得太撐。大腦感覺到飽會比胃感覺到飽大概晚 15 分鐘。所以，細嚼慢嚥的人通常吃得較少。

充分咀嚼也有助於吸收食物的營養。身體只有吸收了足夠的營養，才會感到滿足、舒適，才不會產生假饑餓感，大部分的肥胖人都是屬於營養不良型肥胖。充分咀嚼也是破除對單一食物的迷戀。比如，特別迷戀一種食物，如果細嚼慢嚥地體會它的口感，可能就會發現其實不需要吃這麼多。而某些以為不好吃的健康食物，如無糖優酪乳，慢慢品嘗也會發現它並沒有想像中那麼難吃。

只有不迷戀、不抗拒、不戒斷，與食物的關係變好了，對食物就慢慢有安全感。正能做到細嚼慢嚥的人，暴食的機率一

定很小，而且通常都會變瘦。實際上該怎麼做呢？

　　首先，是心理暗示。經常告訴自己，「食物是夠吃的，我隨便想什麼時候吃都可以」，以此建立滿滿的食物安全感。

　　也可以試著找到別的滿足感，比如吃飯的時候一部分滿足感來自食物，一部分來自社交和服務。在聚餐的時候，自告奮勇充當服務者的角色，幫其他人夾菜、倒水，招呼多吃點，體會在這種狀態下，沒有「搶吃」、「怕吃不到」的情緒，自己也能感到滿足，想吃的也都吃到了，慢慢地改良你與食物的關係。

　　其次，也可以報名參加一些美食品鑒課。優質美食和速食的吃法是不一樣的，當你學會了品鑒食物，對食物就有了要求，並且會在細嚼慢嚥中找到樂趣。

　　最後，從微習慣開始提醒自己，每頓飯都先做到第一口細嚼慢嚥。當你能想起第一口，後面就會越來越多的細嚼慢嚥，這就是先達到所謂的最低門檻。如果後半程實在忘記了也不要苛責自己，先肯定自己的進步，要知道習慣不是一分鐘養成的。如果強逼自己一開始就會學會全程細嚼慢嚥，進食可能會變成痛苦。

✛ 減肥開外掛：其他加分小技巧

其他還有：

- 刷牙漱口，習慣刷牙漱口，也是吃飽飯後常做的事情，這兩個動作，會幫你喚起身體停止進食的信號。
- 換更小的餐具，通常會吃更少。自助餐廳為什麼會用中小號的盤子，而不是用大號的盤子？因為根據研究，選擇用小號餐具的食客食量會下降。
- 用冷色調的深色餐具。比如紫色、綠色等顏色的餐具，也會讓我們的食量相對減小。
- 可以換一隻手吃飯試試，或者選吃比較麻煩的東西，比如有刺的魚，也能減緩進食速度。
- 平時還可以吃一些抑制食欲的食物，比如蘋果醋、綠咖啡、抹茶等。這些都是日常生活中可以無意識置入養成的小技巧。

本章希望我們一起把眼光從關注自己的體重轉變到關注自己的健康，這種健康既包括生理上的，也包括心理上的。我們能不能做到呢？其實，如果你已經看過前幾章，與其說已經充分認識了減肥，不如說我們重新認識了自己的身體，重新認識了食物，也開始重新審視了自己與身體、食物的關係。所以，應該早就從體重數字中慢慢跳脫出來了。

取而代之的是，我們應該追求一種狀態：能夠好好吃飯了，不會暴飲暴食，開始能夠享受美食的樂趣。開始更關心自己的身體和健康、更接納自己的身材了。

這才是減肥的終點。

與自己和解，
健康才是一輩子的事

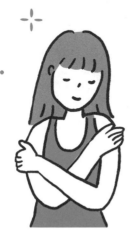

7.1

健康是一輩子的財富

　　我曾在面試時被問過一個問題：「你人生的終極目標是什麼？」我沒想過面試時會被問到這題，下意識地回答：「我希望死的時候是不痛苦的，我要健康地老死。」那時候我才 25 歲，面試我的老闆也沒想到會是這樣的回答而啞口無言。

　　可能因為從小在醫院的員工宿舍裡長大，父親在醫院裡工作。我從小目睹了非常多健康有狀況的人所經歷的痛苦。事實往往是殘酷的 —— 很多人開始意識到自己該多關心健康的時候，往往是當醫生看到他的檢查報告時歎氣、搖頭的時候。

　　我父母對我的人生沒有什麼過高的期許，不指望我賺大錢或出人頭地，他們就希望我能健健康康的。

　　耳濡目染下我關心健康大過於胖瘦，即便我目前是減肥博主，有很多網友會說：「你也不瘦啊」，我也沒有欲望再繼續

減肥，因為，我現在很健康。

網路上大家最愛說減肥話題之一是「瘦下來的人生真的會開掛」，紛紛曬出自己減肥前後的身材對比照，並表示瘦了就能穿上多漂亮的衣服，引來眾人羨慕的目光，很多人深信不疑，以為瘦下來就會發生所有好事。其實，真正瘦下來之後人生「開外掛」，是你的身體健康變好了。

每個人都會從關心自己漂不漂亮、有沒有肌肉線條、腿夠不夠細這些外在的東西，轉而開始注意自己能否健康地生活一輩子。唯一不同的是，有的人是因為知識薰陶以及認知升級而慢慢進化轉變的；有的人則是一瞬間轉變的，比如醫生通知他檢查結果不容樂觀的時候……你想要哪一種呢？

✛ 生理上的變化

我從 2016 年年底開始最後一次減肥，親眼見證了身體、健康狀況發生的重大改變。這種改變有我能夠直接看到的、體會到的，也有體檢報告的變化。寫這個部分不是為了炫耀，而是想讓大家瞭解，減肥後身體會發生什麼好的變化。

● 身體更健康

以前肥胖時，雖然年紀不大，但經常覺得腰痠背痛，肩頸不舒服。瘦下來後，因為體重負擔減輕，頸椎、腰椎所受到的壓力也減小，那些不適明顯改善了，花在按摩上的錢也少了。

● 不再熱衷於搶座

以前我是能坐著就不站著，能躺著就不坐著，非常懶得動，精神狀態也不好。但瘦下來之後，我坐公車或者地鐵時，就不再有搶佔座位的衝動了。科學根據是，這應該跟改善胰島素拮抗有關，因胰島素拮抗會讓細胞吸收不到營養，所以沒精神、沒力氣。當然，也有可能是因為健康飲食使身體獲得的營養豐富且均衡了，所以整個人的精神狀態就變得更好了。

● 體質得到改善

我在 2016 年以前，血脂偏高，而且有中重度脂肪肝。而現在我的體檢報告顯示，指標都是正常的，只有總膽固醇偏高，高密度脂蛋白偏高，這就是典型的高膽固醇、低炎症的身體狀態。高密度脂蛋白偏高，也就是好的膽固醇偏高，身體需要修復的部分較少。我的肝臟、腸胃、神經和免疫系統基本上都處於無風險狀態。補充一點，如果你和我一樣做長期低碳水生酮飲食，體檢結果出現總膽固醇偏高是正常的，只要高密度

脂蛋白不偏低就沒問題。最後，也是最重要的，我不再會突然感到饑餓了，食欲、情緒等各方面都很穩定。

✦ 生活狀態上的變化

當健康發生轉變，身體感受到不一樣之後，生活狀態也會發生轉變。我慢慢養成了只吃正餐的習慣，不再嘴饞，對食物有了安全感，不會總想著吃了，不會再吃撐，而且生理上也自然抗拒吃撐。我以前喜歡吃 buffet，但現在很少去吃了，因為只要稍微吃多一點，胃就會不舒服，我的作息也更加規律了。

因為感受到了健康的好處，所以更想守住健康。每天的工作壓力不再造成我的焦慮，也不再擔心睡不好，這是一個重大轉變，因為睡眠力等於健康力。

現在我永遠把健康放在第一位。這個觀念才是我最重要的轉變。

✦ 心態上的變化

很多人患有厭食症，可能是因為從小被家裡嚴格控制，被

家長逼迫必須吃完規定的食物，還被警告「不吃完就長不高」、「不喜歡吃也要吃」。這些人長大後很容易沒有方向感，因為在一件本該依靠本能選擇的事情上，卻被剝奪了自主決定權。

有些人從小缺乏來自家庭的關愛，那麼他們長大後，在吃這件事上很可能就會表現得特別克制和苛刻，因為從小並沒有學會怎麼對自己好。

所以，嘗試和食物好好相處，其實是和自己進行對話與和解。和食物的關係和解了，也能同時伴隨著很多心態上的和解。如果你在吃上面善待自己，學會讓自己舒適，而不是一直跟自己較勁，那麼對外界的態度就會變得越來越溫和。比如，你不再拒絕約會，因為你不怕外食、不怕吃了，人際關係也會因此得到改善；你不再是那個餐桌上只顧著自己吃卻不管別人的人，享受食物的同時也在享受社交，而不是把所有精力都放在吃上面；你不再容易大吃大喝，因為你不必嚴格節食；會變得更有耐心，不再因心急而越減越肥；你看事情的眼光會更全面，因為你明白不是多吃就會發胖，也不是少吃就會變瘦。

7.2

「低碳水飲食＋輕斷食」
帶來的健康改善

　　我在研究減肥飲食的時候，也附帶學習一些養生飲食，我發現「低碳水飲食 + 輕斷食」在很多現代疾病的防治上相當有益。接下來我們就聊聊有哪些好處。

⁜ 良好的抗癌效果

　　雖然隨著現代醫學的發展，癌症已經不再那麼可怕了，但它依然是個嚴峻的健康問題，而且有些癌症近幾年發生率及死亡率越來越高，如肺癌和肝癌。

　　癌症可能是由長期慢性發炎積累而來的或者是由細胞分裂突變造成的。為什麼老年人更容易患癌症？因為老年人進入衰

老期，器官或者機能更容易受損，要修復這些損傷就需要加速細胞分裂。在加速細胞分裂的過程中，發生突變的概率會升高而提高癌變的機率。所以，減少損傷和發炎才是抗癌的思路。

肺癌和肝癌慢慢開始在 40 歲出頭的人身上發作，患者呈現年輕化的趨勢。為什麼呢？

主要是因為肺和肝兩大臟器面臨時時刻刻的受損，必須一直自我修復。肺的受損一個重要原因就是空氣品質變差，另一個原因是悲傷情緒的壓抑。而肝的受損則源自不間斷的壓力、焦慮情緒、熬夜、喝酒，以及攝取過多加工食品中的毒素等。

在《免疫革命》這本書中，我看到了「薄弱環節」一說，即肝和肺所處的環境，讓它們成為典型的「薄弱環節」。

身體不停地發炎，不停地受損、修復，發生癌變的概率自然就高。「低碳水飲食＋輕斷食」可以從根本上控制、預防發炎和受損。西方醫學上所謂的毒素就是自由基，它被稱為「萬病之源」。自由基 90% 以上是粒線體燃燒燃料（脂肪和糖）產生的。自由基是「戰士」，它能抵禦外來的侵略，但它也能攻擊人體自身健康的細胞，所以人們需要自由基，但不需要那麼多。若想通過飲食來調控自由基，應該怎麼做呢？

在《脂肪革命》書中有一組資料：如果人體用脂肪作燃料，那麼細胞發生氧化損傷的機率可以比用糖作燃料降低 30 ～

40%。換句話說，假如燃燒一定熱量的糖會產生 10 個單位自由基，那燃燒同樣熱量的脂肪則只會產生 6 ～ 7 個單位自由基。

低碳水飲食可以把每天要吃的主食加以改變，比如精糧改粗糧，每日攝取很多碳水變為只攝取較少的碳水（低碳水飲食的標準是每天淨碳水攝取量低於 100g，高碳水飲食是每天淨碳水攝取量達 200g 以上），所以整體攝取的糖大幅減少，帶來的保健效果可能產生質變，這種質變不是少吃幾頓燒烤、醃製品可以做到的。

澱粉、糖攝取少的低碳水飲食可以讓胰島素相對平穩。如果胰島素活躍，就會引發身體炎症指數活躍；如果胰島素穩定，炎症指數就不活躍。所以，低碳水飲食可以直接降低身體發炎指數。比如你青春痘嚴重，醫生會建議你少喝牛奶、少吃甜食，因為牛奶和甜食會讓胰島素活躍，也等於讓炎症活躍。

我選擇低碳水飲食（在某些階段是更為嚴格的生酮飲食）5 年了，高密度脂蛋白偏高，粗略地說明了我的身體炎症指數很低。稍微解釋一下高密度脂蛋白，你可以粗略地把它和低密度脂蛋白都理解為一種運輸工具。膽固醇是一種類脂，它的重要作用之一是修復體內的損傷發炎。當人體內有炎症受損時，會由低密度脂蛋白把膽固醇運送到需要的地方去修復受損。如果膽固醇沒有用完，再由高密度脂蛋白把膽固醇運送回來。所

以，如果你的身體沒有損傷，膽固醇沒被消耗掉，那就需要更多的高密度脂蛋白來運輸膽固醇。因此，高密度脂蛋白才被稱為「好膽固醇」，如果體檢顯示高密度脂蛋白偏低，那就要提高警惕了。

如果選擇高碳水飲食（每天吃很多澱粉、甜食），在這種情況下，體內粒線體的主要燃料是糖，身體裡的「戰士「（自由基）過於密集，既攻擊「外敵」也可能攻擊自己，產生受損，進而癌症突變的風險增加。所以，我認為抗癌的重點是抗糖。

高碳水飲食的人體內的炎症指數較高，胰島素活躍會讓人體內的 IGF-1 生長因數更加活躍。近些年很多研究表明，IGF-1 生長因數越活躍，癌症的發病率就越高。

很多人選擇低碳水飲食後，由於胰島素平穩了，情緒、睡眠和精神狀態都大有改善，而且這種改善是持續的。

斷食的效果大致上有兩個：一是燃脂，另一個是激發細胞自噬。細胞自噬就是身體自動修復的過程，它是在饑餓狀態下激發出的人體自我保護機制。一般人 16 小時不進食，就已經能夠激發一些細胞自噬，進而達到保健效果。所以我認為低碳水飲食下大量減少糖的攝取，進而讓身體減少自由基，使胰島素穩定，降低發炎，加上輕斷食便可有效防癌。

⊹ 良好的護肝效果

我相當關心肝臟，因為我覺得它實在太辛苦了。我常用一個詞來形容現代人的生活——「殺肝生活」。所謂「殺肝」，就是現代人經常有很多不良生活習慣，對肝臟的損傷非常大。

果糖和酒精就是我們熟知的傷肝毒素，而更可怕的是，現代人的生活裡充斥著大量的加工食品，而這些食品所包含的色素、香精、添加劑、防腐劑、反式脂肪酸、殘留農藥以及其他毒素等，都需要肝臟來解毒。

況且生活壓力無處不在，不管是工作、學習，還是日常生活，它們時時刻刻都在瘋狂地傷肝。

熬夜對肝臟的損傷也非常大。最關鍵的是，以上這些狀況都是肝臟在近二、三十年才開始面對的。也就是說，肝臟雖然已陪伴了人類幾百萬年，而它的功能進化是在近二、三十年間才開始需要面對這些不良習慣的，所以肝臟的狀態岌岌可危。

市面上有各種護肝保健品及建議，比如吃枸杞、深綠色蔬菜等，雖然都可以加分，但很難從根本上減輕肝臟負擔。

但如果實踐低碳水飲食和生酮飲食（更為嚴格的低碳水、高脂肪飲食），那麼酒精和果糖的攝取量會大幅減少，加工食品的攝取也會減少，對肝臟的損害自然隨之降低。如果可以就

大量地吃原型食物，吃好的肉、好的菜，把愛吃加工食品的習慣改掉，這才是最重要的。

同時，低碳水飲食帶來血糖穩定，情緒波動也小很多，這會給肝臟減壓。另外，低碳水飲食降低身體發炎，輕斷食帶來自噬效應，都會讓肝臟的修復壓力變小。所以，**身體毒素攝取變少、炎症降低、情緒好轉，都是對肝臟的「大鬆綁」**。

⫶ 改善抑鬱

現代人的抑鬱問題似乎很普遍，就連我自己也經常會為各種資料而感到焦慮。

低碳水飲食對緩解抑鬱和改善情緒的作用是有一定理論基礎的。我們用的生酮飲食來舉例。在臨床上生酮飲食可以用來配合治療癲癇。生酮飲食可以上穩定激素濃度，並且對神經系統刺激較小，所以能穩定一些精神類疾病使其不易發作。

而抑鬱和癲癇在神經、代謝、免疫、遺傳等方面有很多相似之處，所以近年來也有不少科學研究都在探討生酮飲食和低碳水飲食與抑鬱的關係。

加上，如果身體炎症濃度高，即便沒有抑鬱症，也會經常

感到壓抑、焦慮、悶悶不樂，對很多事情都提不起興致，因為慢性炎症本身就是一種慢性壓力。而情緒低落和炎症互為因果，如果不及時解決，最後的結果就是炎症越來越嚴重，抑鬱也越來越嚴重。而生酮飲食和低碳水飲食可以降低身體炎症，如果有酮體（脂肪）作為能量，那體內的自由基會大量減少，炎症自然會得到改善。 另外，酮體可以讓感受興奮的神經遞質活躍度降低，進而使情緒更加穩定。

✢ 改善過敏體質

很多人發現隨著年紀增長，身體越來越敏感，比如容易偏頭痛，腸胃變敏感等。這些問題大多是由於慢性發炎造成的。

我們可以來說說慢性炎症的問題，根據世界衛生組織（WHO）發佈的資料顯示，全球每 5 個人裡就會有 3 個人受慢性炎症的困擾。而慢性炎症在臨床上是沒有確診標準和治療方案的。比如剛提到的偏頭痛，如果近期身體炎症濃度低了就會好很多，否則醫生只能給你開止痛藥。

國外有一些人使用生薑粉來改善偏頭痛，因為研究發現，生薑粉中有超過 150 種抗氧化物多酚，持續服用能夠降低身

體炎症。許多學員都回饋，說他們採用極低碳水的生酮飲食之後，偏頭痛似乎沒有再發作過了，或是過敏反應也越來越少了。其實，這些都是慢性炎症改善的表現。

所以，如果你的身體本來就過於敏感，常會不明原因地過敏、生病，那不妨試試低碳水飲食，篩除掉那些容易誘發你敏感的食物。

✂ 身體健康的連帶反應

身體激素的運作機轉很複雜，關於胰島素拮抗的研究結論也很多。我們不詳述，但胰島素拮抗會成為一個基礎的誘因，引發身體產生很多問題，比如肥胖、糖尿病、癌症、性功能障礙、神經系統疾病以及高血脂、高血壓等，還會連帶影響雄激素的濃度。高濃度的胰島素還會抑制褪黑激素的分泌，褪黑激素減少會直接影響睡眠品質。

很多女性在嘗試低碳水飲食一段時間後，月經更平穩、規律了，痛經和經前症候群也有明顯改善。這是因為胰島素濃度穩定了，性激素濃度也更加穩定。激素穩定了，情緒就會穩定了。

7.3

從底層認知上加以改變

大家應該從認知上加以改變，不要因深陷減肥漩渦中而對於生活感到痛苦萬分。應該把對數字的注意力轉化為對生活習慣的改變，當日常習慣變好、狀態變好，減肥就能自然成功。所以，與其為了減肥而苦惱，不如從關心身體健康開始。

✧ 我們最應該追求的是「吃得好」

對於健康要求的提升，讓我們努力的方向更聚焦了。

每次長假一結束，我都會例行給學員出「恢復體重」食譜，有一部分學員回饋說某種食材太貴了，比如特級初榨橄欖油、原切牛排等。我之所以會推薦「貴」的食材，第一是因為，有

營養的東西本來就比較貴；第二是因為，我認為關心健康的升級，也是消費觀的升級。有些人喜歡把錢存起來，然後買一些奢侈品、多到用不完的口紅，或者一些使用頻率不高的電子設備等；也有些人習慣「快時尚」，買很多時尚品牌的衣服，但只穿一季就扔掉。

但要有一個觀念，好食材通常都不便宜，我們以往誤認為食物越來越便宜，是因為加工食品的盛行和對動物的集中快速養殖。或許超市裡一隻烤雞不到 100 元，有些東西變便宜了，但我們實際上並沒有辦法獲得太多營養，反而攝取了過多的添加劑、抗生素、激素等，帶來了肥胖和健康危機。

民以食為天，我們應該學著吃好的東西，可以為以後省下大筆的醫療費用。我的意思不是要你每餐大魚大肉、龍蝦魚翅。而是要學會吃好的、新鮮、有品質保證的食材。

觀念的轉變能讓我們思考問題時變得更務實，不會再亂買一些虛華不實用的東西，極簡生活模式才是王道。

∻ 拓寬審美，加強自信心

很多人過度焦慮體重，原因之一就是標準太單一，也就是

要變得又白又瘦。我有一個很好的女性朋友,之前我們與一群朋友去美國自駕遊。某一天她穿了露臍裝,她說:「我雖然不瘦,但也可以穿露臍裝!」她很懂得取悅自己,同時也非常自信,後來還去學滑雪,成了滑雪達人……一直走在熱愛生活的路上。她雖然不是最瘦的、最漂亮的,但從來不缺乏追求者,畢竟人人都愛有趣的靈魂。

應該把人生打開、視野展開,努力去擁抱生活,讓自己越來越有趣,而不是嚴格挑剔自己,永遠都覺得自己「不夠好」,不一定要瘦才值得擁有更好的生活。不要太在意別人的眼光,讓自己開心是最重要的。

如果見過的世界太小,見過的美太少,那審美標準就會局限而單一。

我曾對 100 多個有暴食困擾的人做過問卷,結果顯示有許多人認為人生完美的標準裡,「瘦」占了很大的比重。有句話說:「最難溝通的人,不是沒有文化的人,而是被告知了標準答案的人」,我在做減肥諮詢中,發現這句話真是太有道理了。

很多人都以刻板的標準為美,缺乏獨立認知或者底層自信,只能以別人的標準為標準,並刻意迎合。

但我們是可以改變的,藉由閱讀、思考等增加知識,認識更健康的朋友,策劃更有意義的旅行,從各個方面去充實自

己。認知範圍打開了，審美標準也變得豐富而立體了。認知轉變了，才會帶動行為上的轉變，比如好好吃飯、吃好的飯等。**只有行為轉變了，身體狀況才會發生內在轉變。**

⊹ 從小培養正確認知

如果你有小孩，為了讓他（她）更好地成長，可以從小就幫助他（她）培養良好的飲食習慣，樹立要吃就吃好食物的觀念，不要只圖方便一直給他（她）吃速食。但我的意思不是要你每天規定他、嚴格限制飲食，而是讓孩子有更好的健康認知，例如，教他什麼是反式脂肪酸，會帶來那些壞處等，這是合格父母的加分項。長輩們大概很難再根本性地改變飲食結構了，但是下一代還是有機會學習到更好的健康飲食知識的。

我觀察很多學員減肥最大的困難就是「戒掉奶茶、飲料、甜品以及其他加工食品」，究其原因，那就是口味從小就被養成了，被各種的加工品馴化了，長大後再想改變就是一件需要努力的事了。

7.4

正確地吃，可以改善 我們與世界的關係

　　你一定也見過全家老小追著小朋友餵飯的場景，一到吃飯時間家裡就鬧翻天，爺爺奶奶整天擔心孩子不吃東西會餓壞。後來我諮詢一些育兒博主，這種問題怎麼解決。老師說，小朋友學會自主的第一件事就是吃，如果小朋友從小被過度左右吃，比如規定他吃什麼，吃多少，不吃完就不能玩耍等，他決定吃的權利和天性會被剝奪，那麼上小學後，他多半不會自主學習，不會自己做作業。等上大學沒人監管了，就更容易耍廢了。那是第一次我開始思索，「吃」作為人類最基本的事，可能決定了日後的很多習慣和行為。

　　所以後來我一直認為通過減肥這件事，我們慢慢處理好跟自己身體的關係、跟食物的關係後，生活的方方面面都會發生改變。

÷「吃」，是你與世界的橋樑

我有個學員，從小爸爸媽媽對她就沒有要求，說女孩子不需要做什麼成功的事，結婚了老公也對她沒有要求，不需要她上班賺錢，於是她表現出非常病態的飲食掌控感，吃東西一定要算營養、算熱量、看成分表，食物必須非常純淨，似乎除了飲食管理以外，她沒有別的事可做，把所有對世界缺失的掌控感，全部投射到飲食身上。

關於原生家庭的問題很難解決。所以我給她的建議是，從飲食上先讓自己柔軟下來，把那些刻度的東西模糊化，比如用一些、一小把、一杯、半個拳頭等來形容吃的食物，吃東西的時候去感受自己吃了哪些食物覺得舒服、滿足，努力享受進食的過程。

當我們和世界鬧彆扭的時候，最好的解決方案也許就是從飲食上著手。

然後我鼓勵她多跟朋友出去享受社交，忘記食物「不乾淨」這件事，慢慢地把朋友找回來。多做喜歡的事情，多跟其他人交流。慢慢地，她的狀況有所好轉，生活也變得豐富多彩。

你身邊或許也不乏這種女生，外表好，能力也好，很會控制吃，也很規律地運動，但就是給人一種疏離感。如果你發現

自己有這樣的問題，那不妨把「自律」這件事情放下，飲食上遵從直覺，先對自己柔軟，慢慢地就與他人能夠建立親密關係了。

⊹ 減肥，讓自己學會掌控情緒

吃是一種本能的行為，但它也牽連了很多的情緒。

《食物與情緒》這本書裡面寫過，根據很統計，人在焦慮的時候，比較想吃酥脆口感的食物，像餅乾、薯片等。壓力大時，想吃軟糯的食物，比如糯米糕等。長期慢性疲勞時，會很嚮往重口味的東西。

很多人對甜味有某種聯想，比如小時候一哭鬧家長就給糖吃，所以情緒一不好的時候，就會想吃甜食。食物跟情緒往往息息相關。

因為開始關心「情緒性進食」，我也開始注意到，很多年輕人極度缺乏處理情緒的能力，而且極度缺乏跟情緒相處的能力。

我簡單地分析了一下原因。

第一，我們被剝奪了很多情緒。比如小時候一哭鬧，就被

家長用一顆糖、一些小零食解決了，後來是給手機或者 iPad，所以現在我們遇到有情緒的時候就會覺得很陌生，覺得它應該快快走開。

第二，我們缺失了解決情緒的過程。世界改變太快了。比如很多年前，車也慢，馬也慢，一生只愛一個人，一封信可以等半年，人們要獨自消化好多情緒。現在從南到北只要 3 小時，上樓可以坐電梯，聯繫不上對方可以 LINE，人們越來越不擅長等待。

第三，我們系統學習了忽略情緒的能力。比如從小爸媽就用食物阻止我們哭鬧，白領上班族總說要對自己好，不高興時就要吃最喜歡的東西、買最貴的包、買昂貴的口紅，食欲來了，不需要生火燒水煮麵，把調理包放進微波爐「叮」一下就能吃。

在我一對一指導的案例裡，50% 通常都是諮詢解決進食障礙問題的。我發現：很多人在情緒來的時候 (例如很生氣或是很沮喪時)，他們會說沒有能量或是辦法做其他事情，只能「吃」。要怎麼解決這個問題呢？

後來我在網路上發起了一個行動，比如建立自己的快樂清單，寫出那些簡單的、或讓你快樂的，但與吃無關的事情。當你因為情緒上來，想要吃的時候，拿出這個清單，先不要思考沒有效果，只管做就對了。

同時我呼籲大家，**情緒是可以流動的，它不一定非得解決。**比如你有一個工作無法進行下去時，你覺得很難過，但突然間抬頭看見夕陽西下，樹影搖晃，或者看了一個很棒的紀錄片，會發現情緒豁然開朗了，你體會到了情緒的流動，那些糟心的事還在，但情緒流動了。

另外，情緒來了的時候，試著跟它相處，讓它在那兒「待著」。情緒來了，想吃一包餅乾，跟自己說等 5 分鐘以後再吃，結果可能還沒 5 分鐘你就不想吃了，原來情緒還是挺好相處的。我想說的是：吃能解決很多問題，但也掩蓋了很多問題。零食對現代人還說，幾乎已經變成一種精神慰藉。那是一種不能閒著，無時無刻無法自處的需求。

所以我建議，面對情緒性進食，我們需要重新審視自己，重新學習掌控自己情緒的能力，不要因為各式各樣的零食或是生活的快節奏，而變成「無時無刻無法控制自己」的人。

✧ 從學會吃到學會做

身體是一個心智成熟的小孩，對待它要像對待孩子一樣。他能聽得懂你的每一句話，但是不見得會和你講道理，除非你

讓他覺得舒服。

如果身體習慣了高碳水飲食，它就喜歡用糖作為能量，這時候強行給它吃油脂，它吃不下，還會覺得噁心。有人聽說生酮飲食可以快速減肥，於是一夜之間就把飲食習慣改成生酮飲食，而忽略了身體的感受，所以身體才會有報復性的爆發行為。用心理學家佛洛依德的觀點來說就是：這種人太自我了，讓身體這個本我非常不舒服，於是身體選擇報復。

本我和自我的衝突可能會導致精神疾病。進食障礙也是一種常見的精神疾病，原因就是患者主觀意識太強大，完全不顧本我、不聽身體的聲音，導致本我崛起並開始瘋狂地反抗自我。

所以，如果想執行生酮飲食，一定要注意要循序漸進，逐漸降低攝取碳水的方法，而不要直接全部戒掉身體熟悉的高碳水。

✦ 不要道聽塗說，
讓自己擁有獨立的思考能力

我從事自媒體最大的感受就是，在資訊大爆炸的時代很難找到「真理」。

我曾收過網路上各式各樣的質疑，不管是來自於其他博主或是粉絲、學員，有些學員說我與其他人說了不一樣的理論，讓他感到迷茫，不知道該相信誰……

　　事實上，世界上很多事本就沒有唯一的標準。比如高纖食物一直被健康界所推崇，但是高纖食物真的就絕對的好嗎？不少人吃了高纖維食物後會脹氣，甚至便祕更嚴重。很多人對於膳食纖維有不耐受反應，反而需要少攝取膳食纖維，才不會便祕，腸胃才舒服。

　　我做過基因檢測，結果顯示我藉由飲食減肥會比藉由運動減肥效果更好，但這能證明關於運動減肥的說法都是偽科學嗎？

　　我研究飲食多年獲得的最大感受就是：我的身體狀態慢慢變好了，因為我逐漸發現關於自我的真相。我的身體花生吃多了，頸椎會不舒服。有的人說吃酪梨、花椰菜會脹氣，但我發現我卻很適應。**所以，多關心注意自己的身體對食物的反應，就會獲得自己的健康飲食真相，而不是盲目地篤信一個標準答案。**

本書第 1 ～ 3 章講求認知層面的問題，第 4 ～ 6 章多講減肥執行層面，第 7 章普及健康觀念，最後一章，我想針對平時學員、粉絲們最常提問的問題來解答，希望能夠給需要的人一些參考。

減肥瘦身
Q&A

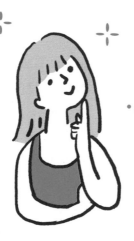

8.1

減肥可以不餓不吃
（餓了才吃）嗎？

　　很多人會糾結減肥時吃飯應該規律，也就是三餐要定點吃，但是有時候又真的不餓。首先，三餐只是一個「行銷概念」，它造就了巨大的經濟效應。

　　規律吃飯，同時又是對「零食文化」的反抗，因為現在零食太多了，24 小時便利商店、外賣都非常發達，造成人們產生很多非必要性進食。

　　如果你每天總是在吃，吃很多零食，飲食很不規律，飲食習慣特別差，那麼三餐定時吃，可能是你減肥可以做的第一步。在龐大的零食帝國裡，隱藏著過多的糖、澱粉和造成炎症的物質。

　　現在零食行業都在包裝「健康、低卡」，推廣熱量低的理

念，造成很多人一想到食物先陷入熱量的焦慮。某全球知名品牌的巧克力餅乾，新推出了新款產品，澱粉還是澱粉，但糖變成了代糖，就高舉著減肥餅乾的大旗。零食行業一邊鼓勵大家吃零食，一邊強調大家要減肥，但一邊暗示減肥不要攝取糖，但推出的產品中又隱藏了澱粉這種糖，讓大家混亂不已。

所以，如果你的飲食習慣混亂，應該先選擇定時吃飯，藉此減少吃零食的機會，讓胰島素的濃度更穩度。

但是餓了才吃、不餓不吃則是一種生物本能。在自然界裡，只有人類才定時定點吃飯。所以，大家先首選定時吃飯。當你已經能規律地進食、吃天然的食物，並且沒有飲食焦慮、進食障礙或暴食等問題了，再慢慢過渡到餓了才吃、不餓不吃的階段。這種狀態能更好地保持身體代謝的靈活性，更利於減肥。

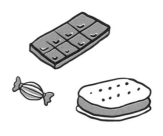

8.2

一定要吃足「基礎代謝」嗎？

　　最好還是要吃夠基礎代謝的熱量，但如果你真的做不到，我建議先觀察身體反應，如果情緒穩定，精神狀態好，工作、學習效率沒問題，沒有出現食欲不穩定的狀況，那就沒必要逼自己硬吃。

　　但如果覺得自己食量偏小，甚至覺得身體不舒服，而且這種狀態已經持續了一段時間，那就應該去看一下醫生了。

　　如果食欲本身是穩定的，知道飽也知道餓，並且身體的其他方面都正常，那麼不餓就不吃對於基礎代謝是不會有影響的。

　　如果身體攝取的能量不足，健康的身體就會啟動脂肪分解模式，而不會直接關閉某些功能，所以基礎代謝是不會受損的。

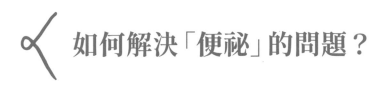

8.3

如何解決「便祕」的問題？

便祕說到底是一個生活方式的問題，生活方式包括：肥胖、痛經、月經不準時、脫髮等，解決這類問題一定需要調節整體的生活方式。

便祕對於減肥的影響有多大？我個人認為，便祕對減肥沒有絕對必然影響，畢竟有很多瘦子也有長期便祕的困擾。

發生便祕通常有以下幾個主要原因：氣血不足、習慣性便祕、油脂攝取不足、水分和膳食纖維攝取不足、腸道菌群紊亂等。

❶ 氣血不足

這是很常見但又很容易被忽略的，發生便祕的原因。不正

當的減肥方式比如節食，會導致營養不良，進而氣血不足，氣血不足會引起胃腸蠕動變慢，表現出來就是身體明明有便意，但排便的時候卻感覺使不上勁兒，排便量也不多，覺得沒排完，但就是排不出來，而且排出來的大便也不乾燥。

有些人吃完東西小腹就鼓起來了，這也可能是因為氣血不足，中氣下陷，有些器官往下墜，導致肚子凸出。

這種狀況我建議補氣血，看中醫調理。如果不想看中醫，服用西洋參一類的產品也可以，每天嚼服 6 ～ 8 片，但還是要經過中醫師把脈、詢問後再使用比較好。

❷ 習慣性便祕

習慣性便祕是便祕界的一大隱形殺手，很多人服用了各種促進排便的產品都不見效果。

事實上，習慣性便祕大多是由於不良生活習慣引起的，比如曾經在有便意時，因為趕路、開車、上課、開會等各種不方便且主觀上故意忍著，或者曾經每天都在早上 7 點前後排便，但有一段時間生活作息打亂了，早上 7 點還沒起床，便意來的時候也不去執行等等，長此以往，身體就不再發出排便信號了。

當身體基於健康而發出某種信號時，我們一定要反應，如

果信號老是被拒絕，那身體就可能選擇不再發出信號了。這也是很多人明明吃得不少，卻總是沒有便意，吃了各種幫助排便的產品也沒有效果的原因。

這一類的便祕只能藉由人為訓練來解決，比如每天選擇固定的時間段，不管有沒有便意都去蹲馬桶等練習。

❸ 油脂攝取不足

很多人減肥選擇低脂飲食，但如果油脂攝取不足，就可能會導致便祕。如果你屬於這種情況，那就多攝取油脂，建議早上空腹服用 1 ～ 2 匙橄欖油或椰子油，它們都具有通便潤腸的作用，而且不會有發胖的負擔。

❹ 水分和膳食纖維攝取不足

如果大家以為解決缺水型便祕只要多喝水就可以了，那就大錯特錯了。因為大便之所以能保有水分，是基於大便混合膳食纖維後，膳食纖維吸水，使大便成形的同時還保證其擁有水分。

大部分膳食纖維還能增加益生菌活性，讓腸道菌群變得更健康，促進腸道蠕動、幫助排便。但不是所有人都適合攝取膳食纖維，因為有些敏感體質的人攝取膳食纖維後會出現脹氣、

腸鳴、腹痛等。這些人我建議飲食儘量避開膳食纖維。

我認為，所有減肥或健康飲食都一味地提倡多攝取膳食纖維是目前健康飲食界的一大誤區，因為沒有哪一種食物會適合所有人。

❺ 腸道菌群紊亂

不良的飲食習慣，比如酷愛甜食或者曾經濫用抗生素等，會造成腸道菌群紊亂，也會引發便祕或者腹瀉。如果無法準確判斷自己的便祕源於哪種原因，可以先試用益生菌，看能否解決問題。

8.4

減肥期間脫髮怎麼辦

脫髮是減肥裡的難題。減肥造成脫髮只有兩個原因：一是營養不良，二是內分泌紊亂。

❶ 營養不良

利用節食來減肥，可能會造成身體整體性的營養不良，頭皮毛囊自然也逃不過。要解決這一類脫髮，就需要多攝取熱量，讓身體整體營養充沛，毛囊自然也能恢復健康。

如何針對性地給毛囊補充營養呢？可以嘗試補充複合維生素 B，特別是維生素 B7、B6 和菸鹼酸等，因為維生素 B 與人體的代謝及毛髮生長等有重要的關係。如果維生素 B 補充不足，就會導致蛋白代謝異常或蛋白質吸收不充分，而蛋白質對

長頭髮有非常重要的意義。

也可以適量補充維生素 D，多曬太陽。還有補充一些微量元素，如鉻、錳等，都對頭髮生長比較重要。如果各種營養都滿足了，身體胖了可是髮量卻依然沒有恢復該怎麼辦？可以從補腎、疏肝的角度來考量。

髮為血之餘，血從哪裡來呢？腎藏精，肝藏血，精血不足，黑髮不生，所以頭髮問題，可以通過補肝腎來解決。肝腎好，氣血足。氣血足，可以推動循環，比如推動氣血到達頭頂、手腳、子宮，所以氣血好的女生月經好、頭髮好，手腳也不會冰涼。西醫稱手腳冰涼或者脫髮問題為末梢循環不好，其實和中醫是同個意思。

多吃黑芝麻等黑色食物，頭髮也會長得好，因為黑色食物入腎。入腎的食物有：黑芝麻、木耳、桑葚、黑豆，還有泥鰍、黃鱔、生蠔等。

綠色的食物入肝，對肝好的食物有：各種綠色蔬菜，特別是十字花科類的蔬菜。而對肝腎最好的保養方式是，多睡覺。

肝為解毒器官，腎為排毒器官，所以少攝取毒素對補腎益肝很重要。如果平時少吃加工食品，多吃天然的有機食物，肝腎的壓力也會少很多。除了補肝腎，脫髮嚴重者還是建議求醫診治來改善。

❷ 內分泌紊亂

減肥會帶來身體壓力，不管是運動減肥還是節食減肥，或者只是突然改變飲食習慣，降低碳水攝取，都會讓身體感到不安全，產生壓力，身體就開始分泌皮質醇了。

如果皮質醇在體內持續保持在高濃度，就可能會堵塞毛囊，還可能導致以下丘腦為核心的內分泌系統發生紊亂，而下丘腦連接的相關激素和自主神經也會發生紊亂，直接導致脫髮。

如果是突然轉變飲食結構而導致的脫髮，那可以先嘗試不去管它，等身體習慣了新的飲食結構之後，內分泌恢復正常了，身體壓力感消失，頭髮自然就會重新開始生長。需要注意的是，一定要保證熱量充足、營養均衡的飲食結構。

如果曾經因為節食和高強度運動而導致脫髮，後來生活方式改變了，卻依然還在脫髮，那可以嘗試服用一些減壓的營養素，如和情緒相關的益生菌、鎂、色氨酸等。

脫髮和便祕都屬於一果多因的問題。身體表現可能是由多種不同的原因共同引發的，所以一定要結合實際情況，具體分析之後再對症下藥，這樣問題才能順利解決。

8.5

 減肥必須多喝水嗎？

　　大多數人是適合多喝水的，但是脾胃虛寒的人，由於運化功能較弱，所以不適合多喝水，多喝水只會造成身體負擔，發生水腫、腸胃不適等。

　　我們常說「減肥需要多喝水」，是因為喝水可以促進新陳代謝。在整個燃脂的過程中，脂肪先分解為甘油和脂肪酸，然後進入循環，運輸到燃燒場所。而如果血液過於黏稠，那麼運輸就會不暢。多喝水能夠降低血液的黏稠度。推薦減肥多喝水的原因就是如此。

　　每天飲水 2000mL 只是一個平均的參考值，如果身體能夠負擔，那就沒問題。但如果是紅豆薏仁水，身體寒涼之人就要慎喝。體寒又想利尿排水者，可以先把薏仁炒一下，去掉它的

寒性。對於想減肥的人，我推薦可以喝以下幾種水：

- 白開水。
- 檸檬水和蘋果醋水。這兩種水都含有有機酸，它可以在血糖不穩定的時候起到穩定血糖的作用，還可以在一定程度上抑制碳水的吸收。
- 電解質水。對於採用低碳水飲食或者輕斷食的人來說，適量補充電解質可以讓身體的電解質趨於平衡，可以降低很多不適感，也能緩解斷食後復食時發生的不良反應。
- 茶飲。茶葉裡含有茶氨酸，可以幫助身體調節皮質醇濃度。同時，茶葉裡的多糖物質也可以幫身體代謝糖分。在各種茶葉中，我更推薦黑茶和普洱茶，因為黑茶有清理腸道的作用，而普洱茶代謝糖的能力要明顯強於其他茶飲。
- 咖啡。咖啡是很好的減肥飲品，因為咖啡因可以促進血液循環、消除水腫，咖啡裡的綠原酸也是有機酸，可以阻斷部分碳水，穩定血糖、幫助通便。

最後，有便祕問題及胃腸蠕動無力問題的人，最好不要喝冷水。

8.6

 減肥對調味料有限制嗎？

如果家裡做菜習慣勾芡，那可以選擇馬鈴薯澱粉，因為馬鈴薯澱粉裡含有較高的抗性澱粉，對血糖影響較小。

如果烹飪時想用甜味提鮮，那可以把白砂糖換成代糖。醬油、醋等常見的調味料中，可能含有一些碳水，但是由於含量特別少，沒有必要為此焦慮。

味精、雞精等調味料要少吃，根據研究，味精會升高胰島素，所以儘量少吃為好。

廚房中常用的香料，比如肉桂、薑黃的刺激性味道，來自於植化素，其本質是多酚物質，可以抗氧化、降低身體炎症，有益健康。肉桂可以打成粉，加在日常的飲料裡，比如肉桂咖啡，或者直接將肉桂粉加在料理裡。薑黃除了可以降低身體炎

症，還具有保護肝臟的作用，可以用薑黃來烹煮咖喱類的食物，或者炒菜時用來調色提鮮。

辣椒素可以促進身體循環，利於減肥，所以有吃辣習慣的朋友可以放心吃辣椒；至於其他的香料，比如紫蘇、迷迭香、茴香等，在廚房都可常備。我也建議家裡可以常備一些泡菜，特別是酸菜，因為泡菜富含膳食纖維，又能代謝果糖，還可以補充腸道乳酸菌。

最後提醒大家，市場上的各式各樣的調味醬料，使用前看看配料表，添加劑過多、糖過多、味精過多的產品，不建議選擇。

8.7

如何選擇食用油脂？

　　對於傳統的中國家庭，我最推薦自己煉豬油。因為豬油性質結構穩定，高溫烹飪很安全，而且豬油已被證明對身體無害。根據英國 BBC 在 2018 年發佈一個針對超過 1000 種食物的研究報告，其中豬油位列健康營養食物總榜第 8 名。而在中國的傳統醫學記錄裡，也沒有提到豬油有任何健康隱患。

　　有烘焙喜好的家庭則可以多使用椰子油，它是植物油裡性質最穩定、含飽和脂肪酸較高的健康油脂，而且有很好聞的香味。

　　橄欖油也是好的選擇，如果平常喜歡吃涼拌菜或者沙拉，那搭配初榨橄欖油會非常健康美味，亦可用於加熱料理。橄欖油可以提高身體胰島素敏感度、降低身體炎症、維護腸胃健

康、抗氧化、降低膽固醇等。

　　如果特別喜歡種子油，可以選擇物理壓榨的，儘量不要高溫烹飪，大部分種子油，煙點都不高於 200℃，儘量用於涼拌或者低溫烹飪。

8.8

減肥可以吃代餐嗎？

　　代餐指在人們沒有時間自己做飯、不能好好吃飯時用來「江湖救急」的產品。如果要減肥，我不建議用代餐來替代正餐，追求減肥效果。

　　代餐從西方國家興起，慢慢傳入中國。正規的代餐品牌都有專業的配方研究團隊，會在蛋白質、膳食纖維、脂肪及各種綜合營養素方面加以考量，所以正規的代餐產品是可以提供豐富的營養、充足的膳食纖維和蛋白質，但大部分代餐產品因強調低熱量的概念，所以脂肪含量比較低。

　　當沒有時間自己做飯，或根本無法好好吃飯時，與其吃蛋糕、麵包、餅乾、薯片等零食，代餐還是相對較好的選擇。

　　但是，代餐通常呈粉狀、糊狀或者其他加工食品狀，由於

不是原型食物，所以人們在咀嚼和消化代餐的過程中，很難從中獲得充足的滿足感。很多代餐產品為了追求良好的口感，會使用一些食品添加劑，包括香味劑等。但這種產品吃多了，會讓我們對原型食物的美味的感受力變低，進而難以養成多吃優質原型食物的習慣。

所以，我不推薦純粹用代餐來減肥，但偶爾用之是沒有問題的。

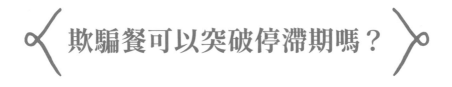

8.9

欺騙餐可以突破停滯期嗎？

我認為「**欺騙餐**」對於減肥而言並不是必要的。

「欺騙餐」是指，當減肥進入停滯期後，採用相對豐盛的飲食來欺騙身體，讓身體覺得現在過得很好，進而提高代謝，實現體重下降的方法。

安排欺騙餐的前提是，日常飲食是科學的，不能處於瘋狂節食的狀態。比如，有的人習慣採用飲食配合健身來減肥，從週一到週六都會採用低脂、低碳水、高蛋白，但營養相對比較豐富的飲食，在這樣的前提下，如果周日選擇放縱一下，那麼身體就會覺得很舒服。但如果從週一到週六一直餓肚子、節食，等到周日再毫無節制地大吃一頓，那就大錯特錯了。

欺騙餐只是一種飲食策略，它並不是用來放縱或者獎勵自

己的手段，它有助於更好地減肥，讓人在吃東西的時候不會有管不住或停不下來的感覺。

在執行欺騙餐之前，可以先吃一些輔助食品，比如早上先喝一杯檸檬水或者蘋果醋水，用有機酸來穩定晨間血糖。如果可以，最好檸檬水或蘋果醋水也能作為一天的「飲料」，可阻止身體吸收部分的碳水。肉桂粉也是很好的穩定血糖、情緒和食欲的調味料，所以也可以喝一杯肉桂咖啡。為了防止在欺騙餐上因糖或者鹽攝取過多而造成水腫，要適量補充電解質。

在正式執行欺騙餐時，可以用蔬菜（膳食纖維類）作為開始，然後吃一些簡單的蛋白質，碳水類和脂肪類食物要放在中、後段吃，並且最好分開吃。

欺騙餐的最後可以吃一些綠色蔬菜，補充鉀和膳食纖維，溫和地把血糖拉低到平穩狀態，這樣可以避免產生虛假的饑餓感，不會讓人繼續想大吃大喝。

重申一下我的觀點，欺騙餐並不是必須有的，它僅僅是我們減肥飲食的一個策略而已。而且，欺騙餐亦有可能造成體重增加的情況。

8.10

減肥期間發生
低血糖怎麼辦？

　　很多人減肥過程中常會發生一個問題，斷食時拉長空腹期或執行減碳水時可能發生低血糖。如果不及時調整，就會出現手抖、眩暈、疲倦，嚴重時會傷及大腦，甚至會有生命危險。

　　如果攝取糖來穩定血糖，那就會打斷胰島素平靜期，升高胰島素濃度，使身體切換到用糖供能，而不是燃脂狀態，中斷減肥過程。

　　大部分有低血糖困擾的人，醫生都會建議在低血糖發作時吃點糖，現代的西方醫學能醫治高血糖，卻沒有辦法解決低血糖問題。低血糖真的是因為糖吃少了嗎？

　　其實正常情況下，人體是有能力保持自身血糖穩定的。發生低血糖又無法馬上補充到糖時，它會把體內的非糖物質，如

脂肪酸、游離蛋白質、氨基酸等轉化為糖，以維持血糖的穩定，這個過程叫作「糖質新生」。

所以，解決低血糖的方向很明確，我們只需要恢復身體糖質新生的能力，並且保證糖質新生的原料充足即可。

為什麼我們會出現低血糖，身體無法自行調控血糖呢？

第一個原因：糖攝取太多。高碳水飲食使身體不需要啟動自己平衡血糖的機制，用進廢退，長此以往身體就懶得啟動了。

第二個原因：血糖波動太大，身體來不及反應。比如吃一碗糙米飯，血糖的升降是一個緩和的曲線，但如果喝一碗粥，那麼血糖很快會飆到非常高，然後由於胰島素大量分泌，血糖再驟降，且速度非常快，甚至跌落到更低濃度，這樣快速變化，久了，身體根本來不及反應。

第三個原因：病理或者營養層面的問題。比如，平衡血糖的器官是肝臟，有些人長期熬夜，使肝臟過於疲勞，甚至發生病變。或是有些人長期營養不良，穩定血糖需要把脂肪酸或者蛋白質轉化為葡萄糖，而體內沒有足夠的營養可供轉化。

所以，如果想逆轉低血糖，具體做法如下：

• 一日三餐不加餐。防止兩餐之間發生低血糖的做法是，

把每一餐的碳水都換成慢碳水。如此，血糖升高和下降都會變慢。若攝取快碳水，胰島素一旦用力過猛，血糖就容易降得過低。所以，要儘量減少對胰島素的猛烈刺激，強制讓胰島素穩定一段時間，如此 3~4 周之後，低血糖就會慢慢改善，這也是低碳水飲食或生酮飲食可以會改善低血糖的原因。

• 補足糖質新生的原料，不要節食，尤其是蛋白質和脂肪都要攝取。

• 保護肝臟。肝臟是執行糖質新生的主要器官。經常熬夜、喝酒，或長時間焦慮、暴躁，或愛吃各種加工食品，都會導致肝臟負擔過重，影響肝臟功能。所以，生活習慣要規律，多多護肝，以保持肝臟功能正常。

簡單來說，只要試著把飲食裡的快碳水換成慢碳水，並兩餐之間不亂加餐，那低血糖的問題通常就能快速得到改善。如果吃粗糧（慢碳水）容易脹氣者，那麼建議把碳水後置，儘量讓血糖穩定，或者減少碳水攝取。

瘦身小提醒

　　如果有糖尿病或是身體有其他問題者，以上飲食原則還是要和你的專業醫生討論過再實行。發生低血糖可是會致命的，不可不慎。

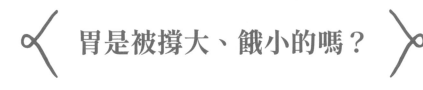

8.11

胃是被撐大、餓小的嗎？

以前常聽爸媽或長輩說，越吃越多，胃就會越撐越大，這是真的嗎？其實客觀地講，人的胃不太會被撐大，也不太會被餓小，人之所以感覺胃被撐大或餓小了，只不過是身體的舒適區發生了變化而已。適當地、科學地「餓」，可以把我們的胃口變小。

一般來說，胃容量可達 1200 ～ 1500mL，超過就屬於吃撐的狀態。胃底部有一個信號器，它會在胃容量達到 800 ～ 1000mL 時會發出信號，提醒你吃飽了。所以如果長期吃太快、吃太多，信號器的敏感度就會降低，只會在吃更多的時候才發出吃飽的信號，而胃的張力很強，所以很多人會覺得自己的胃越撐越大。如果長期把食量控制到正常濃度，信號器就會重新恢復敏感度，這也就是人們覺得餓一段時間就可以把胃餓小的

原因。

　　所以，結論是，要「把胃餓小」，就需要找到自己的科學食量，食量摸索的具體做法可以參考第 3 章 3.1 節的內容。如果懶得細究，最簡單的建議就是每餐吃 3 個拳頭左右的食物，持續一段時間通常可以把胃的信號器調回標準敏感度。

　　還有一個可能，由於某些原因導致自己誤以為吃撐的那個感覺才是飽，比如一直壓抑食欲，造成對食物沒有安全感，所以老覺得吃撐才是舒服的，才有安全感，或者從小被長輩規定了一個過多的食量，一直以為吃撐的感覺才是對的，並且把這個感覺視為舒適區，久而久之，就覺得吃撐才是吃飽，因此覺得胃變大了。針對這些情況，也可以透過持續地保持科學食量，把舒適區調整回來。

　　那，是不是只要餓個兩餐，腸胃的吸收率就會提高呢？答案是否定的，腸胃對於營養的吸收率其實是固定的，不會因為挨餓而提高效能。

8.12

 「酵素」可以減肥嗎？

提到「酵素」大部分人腦海裡都會浮現 ——「減肥」和「通便」。

我們這裡所說的酵素偏向於市面上的酵素類產品以及複合配方產品。從消化的角度上講，酵素用於通便是說得通的。木瓜蛋白酶和鳳梨蛋白酶等已經被證明可以幫助排便，所以消化不好的人服用一些植物酵素我認為是可以的。

關於減肥，我曾研究過某品牌黃金酵素的配料表。其中包含上百種植物酵素，這些成分確實有助於消化，但對於減肥而言，此商品主打的賣點不是這些植物酵素，而是類似五層龍提取物、匙羹藤、栗子澀皮、桑葉萃取物等，這些成分的主要功效是抑制食欲、抑制油脂和糖的吸收率，確實對體重管理有部分幫助；或是有些酵素添加了益生菌或膳食纖維，可以幫助

身體排便。但是市面上販售的所謂酵素，不一定都含有這些成分，所以也不是所有酵素加工品都對減肥有效，主要還是要看裡面的成分。

要特別提醒，有些酵素，一吃就拉，通便效果極佳，但我認為大家選擇這些產品時要多加考慮，因為一般酵素並不具備如此的排泄功效，還是不要買來路不明的品牌，儘量購買正規認證的為好。

8.13

減肥期間完全不能喝酒嗎？

對肝臟來說，酒精就是一種純毒素。一旦人體內出現酒精，肝臟就需要解酒，更嚴重點就必須解毒。

一般來說，如果身體需要解酒，肝臟就會暫時停下很多其他工作，優先幫身體解酒，解酒結束後再重新啟動其他功能，如代謝脂肪、產生酮體等。所以在執行生酮飲食過程中，如果飲酒了，就要暫停生酮飲食一段時間。但不論是採用哪一種減肥方法，肝臟通常都是參與減肥的重要器官，所以，儘量讓肝臟保持輕鬆，對減肥會很有幫助。

近幾年關於生酮的新研究指出，烈酒（比如馬爹利、X.O、五糧液、茅臺等）或少量的葡萄酒是不會影響生酮狀態的。但日常飲用的酒精度數不高的酒，比如啤酒，其碳水含量高，會中止燃脂模式，讓人退出生酮狀態，我建議最好克制飲用。

如果日常生活中不得不接觸酒，那麼我建議，可以適當服用由水飛薊、葛根、山藥、蒲公英、薑黃等成分組成的護肝營養品，或在酒前酒後多補充維生素 C 來幫助肝臟代謝酒精。

8.14

減肥期間該
如何補充豆製品？

　　可以吃豆腐、豆皮、素雞、傳統無糖豆漿、豆花等，這些都是低碳水的。發酵豆製品，如納豆、豆豉、腐乳等，都可以放心吃。豆腐皮、腐竹則屬於中等碳水，建議適量吃。但有消化性潰瘍、胃炎或腎臟疾病者，應儘量少吃豆製品。

　　當然，豆製品也會有一些負面影響。豆製品含有植酸，特別是大豆類產品，會影響維生素、鈣和礦物質的吸收。另外，很多人吃豆類或豆製品後容易脹氣，也是因為其中含有脹氣因數。但煮熟時，這些脹氣因數和植酸等會被破壞部分，所以儘量吃熟的豆類或豆製品。

　　總之，不要因為豆製品可以補充蛋白質就吃過量，瘦肉和雞蛋也可以用來補充蛋白質，豆製品適量攝取即可。

8.15

如何消水腫？

如果你發現身體部位經常水腫，用各種方法都無法消腫，精神狀態不怎麼好，吃很少還是胖，臉色也不怎麼好，那我建議你先去醫院查一下有沒有甲狀腺機能低下症問題。

至於其他原因造成的水腫，可能有如下幾個原因，但還是建議先就醫檢查。

● 鹽份攝取過多

鹽分攝取過多，體內鈉含量過高，身體就會儲水，可能出現水腫。在這種情況下，可以補充鉀來消腫。鉀有平衡血壓、維護代謝的作用，只要攝取鉀，鈉就會被置換出來，進而將水分排出體外。人體每天需要 3500 ～ 4500mg 的鉀。鉀含量豐富的食物有酪梨、香蕉、柑橘類水果、菠菜、椰子水、杏仁及

各種葉菜類等。

但如果大量吃水果，也會有糖水腫的負擔，因為身體儲存1g 的糖需要約 3g 的水，所以體內有多餘的糖也會導致水分滯留。糖吃太多導致的水腫，只要拉長空腹期，持續穩定胰島素一段時間，等糖代謝了，水腫也就消了。

● **皮質醇型水腫**

如果身體壓力大，皮質醇濃度上升，身體就會開啟儲存模式，當然也會儲水。所以只要睡眠好、情緒好，壓力造成的水腫就會緩解。

體內雌激素濃度下降，身體也會儲水，所以月經前和月經期間體重很難往下降，反而會莫名升高。等月經週期結束後，雌激素濃度回升時水腫自然會消失。

● **炎症水腫**

如果身體有一些大大小小的炎症，也會容易儲水。比如炎症會引發胰島素拮抗，胰島素拮抗可能會引起水腫，身體發炎還會帶來壓力，壓力也會造成水腫。

要避免炎症水腫，建議大家多攝取優質脂肪，儘量避免反式脂肪酸，適量補充益生菌和 ω-3 脂肪酸。另外，薄荷、檸檬、綠茶等，也有助於消除炎症。

● 運動過量的水腫

你是否發現，運動過後體重反而快速上升？這是乳酸堆積而造成身體水腫。所以運動過量後，肌肉痠痛、體重增加並不需要過度擔心，過幾天代謝完後就會恢復正常了。

● 營養不良型水腫

如果採用節食的方式進行體重管理，到達一定階段時，身體就會開啟儲水模式。從這個時候開始，再藉由控制熱量攝取來減肥的效果就不再明顯了。

此外，一些素食主義者，或是想快速減肥而天天只吃沙拉的人，身體攝取蛋白質和脂肪不足時，身體也會水腫。如果你堅持控制飲食來減肥，那要確保每天至少攝取 60g 蛋白質。

從中醫的角度來說，容易水腫的人不可喝冷飲。因為冷飲會加劇脾胃不和、消化不良，水分就更容易堆積在體內了。可利用泡腳或中藥食療來健脾祛濕，緩解水腫。

咖啡、茶等富含咖啡因，也有助於加速代謝排水。還有，也可按摩促進血液循環來消除水腫，或冰敷收斂，效果也不錯，尤其是對於臉部。正常的人體含水量是在一個區間內變化的，水腫也是生活方式的問題，壓力指數、飲食狀況、激素週期變化等都會對其產生影響。

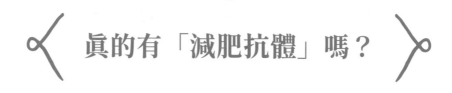

8.16

眞的有「減肥抗體」嗎？

　　網路上有個江湖傳言，吃減肥藥會產生「減肥抗體」，多次反覆節食減肥也會讓身體產生「減肥抗體」，一旦產生「減肥抗體」後再想減肥就很難了，必須先排出抗體，據說喝醋能排抗體。

　　據我所知，所有聲稱體內有「減肥抗體」的人，都說不清楚抗體到底是什麼，也沒有科學根據能給出答案。

　　我認為，減肥藥和反復節食所造成的減肥困難，是因為分解脂肪的激素懈怠（不敏感）了，而不是因為體內產生了所謂的「減肥抗體。例如，在胰島素低濃度、生長激素濃度高的時候，兩種激素共同作用，會刺激脂肪分解和肌肉合成。但如果吃了減肥藥，身體受到外力干預，激素腺體就會覺得它可以暫時休息一下，久而久之發展成我們常說的用進廢退。例如有

些人依賴補充外來的褪黑激素，但越吃褪黑激素補劑，自身就可能漸漸不分泌褪黑激素。所以反覆節食會讓身體啟動保護機制，若身體長期感覺營養攝取不足，會開啟儲存模式，儲存一些脂肪以防突然「斷糧」，無能量可用。

有一個很著名的實驗，對節食者進行長期觀察。他們節食 12 周後，平均每人體重下降 6.5 ～ 7 公斤左右，但是他們體內的饑餓素濃度卻變得異常高，覺得超級餓；而在結束節食 1 年後，他們體內的饑餓素濃度仍是偏高的。所以，節食減肥導致食欲的不穩定，是很久都無法恢復的，會導致體內的激素濃度長時間呈現紊亂。

再如，某一些減肥藥是通過刺激胃部甚至中樞神經來降低食欲，於是人體掌管飽腹感的激素 —— 瘦素就開始懈怠遲鈍。減肥藥一停，食欲馬上暴增，這不是意志力的問題，而是身體裡的瘦素已經失衡，或者分泌很少，甚至不分泌了。此外，某些減肥藥是刺激腸胃排泄，一旦停藥就會便祕。

而喝醋能排出抗體這種說法，我想是因為醋具有穩定血糖、修復胰島素敏感度的作用。

至於改善激素敏感度，我建議大家可以嘗試以下兩個方法修復。

● 胰島素敏感度訓練法

生酮飲食＋輕斷食，可以提高身體對胰島素的敏感度，進而更容易開啟脂肪分解模式。

● 瘦素訓練法

首先，戒斷水果一段時間，因為果糖攝取過多會抑制瘦素。同時，因為控糖，胰島素敏感度可以得到改善，身體對瘦素的敏感度也會提升。

其次，規律飲食。如果胃長期空著，身體就會分泌饑餓素，瘦素分泌受到抑制。

最後，減肥。瘦素是由脂肪細胞分泌的，如果體脂率過高，身體分泌過多的瘦素，就會發生瘦素拮抗，原理跟胰島素拮抗一樣。所以減肥可以使脂肪率下降，進而讓瘦素濃度正常，身體對瘦素的敏感度就會恢復。

8.17

「脹氣」應該如何解決？

　　我做過一個選題調查 ——「你最想知道的健康問題是什麼？」

　　脹氣居然排第一名，甚至超過了減肥。可見得，有許多人有脹氣問題。如果脹氣嚴重，我建議可以先試試一個星期不吃纖維類食物，包括菊粉，以及奇亞籽、鷹嘴豆各種粗糧，和富含膳食纖維的減肥餅乾、全麥麵包等。這一點特別針對減肥人群。每個人對膳食纖維的耐受能力是不一樣的，但各種減肥健身的新聞都建議你多吃富含膳食纖維的食物。但這一點我並不認同。

　　很多學員諮詢脹氣的問題，他們都在我的建議下停掉這類食物後，脹氣問題得到了很大的改善。至於其他原因引發的脹氣，也有不同的應對方式。

首先，如果小時候缺乏母乳餵養，喝牛奶比較多，喜歡吃甜食，在成長過程中使用抗生素也比較多，那麼就會容易脹氣和便祕，或者腸鳴很嚴重。對於這種情況，我建議嘗試服用一些益生菌，不要吃大蒜、蘋果、洋蔥、腰果、杏仁等容易引發脹氣的東西，把乳製品換成植物奶，注意不要攝取乳糖。

　　這樣做的理論基礎來自「低腹敏飲食」（編注：又稱低漫發飲食，Low FODMAP diet），主要就是限制果糖、乳糖、果聚糖、半乳糖、多元醇的攝取。

　　其次，因氣血不足導致胃腸蠕動慢、蠕動無力，使食物在腸胃中停留時間過長，產生過多氣體，也會引發脹氣。可以請中醫師開一些補氣益血的方子進行調理。氣血足了，胃腸更有動力，消化能力就會變好，自然也就不會脹氣了。

　　最後，一些非腸胃疾病如膽囊炎、膽結石、胰腺炎等，也會引發脹氣，還有生理期脹氣，這些只要先治療疾病，病好了或生理期結束了，脹氣自然就消失了。

　　脹氣時儘量不要吃涼的甚至冰的食物，因為生冷飲食會讓胃腸蠕動變慢，還會傷及脾胃，脾胃不好氣血就不好。日常生活中少嚼口香糖，喝東西儘量少用吸管，吃飯中儘量不要喝太多水，以避免讓太多空氣進入腸胃道。同時，每天練習腹式呼吸，對脹氣也有些許幫助。

8.18

 如何兼顧減肥和養胃？

在消化科醫生的眼裡，養胃的意思就是不做任何損傷胃的事。胃有強大的自我修復功能，只要不傷害它，它會自動慢慢修復。但抽煙、喝酒、食用過量不好消化的食物、三餐不定時、休息不足、壓力過大等，都會傷害胃。而醫生對此的治療方法就是，服用促進胃修復的藥物，以及消除幽門螺桿菌。

如何在減肥過程中儘量照顧好胃呢？首先，最容易做到的，就是儘量固定用餐時間。胃功能正常的人之所以可以做到輕斷食，是因為即便胃在本該進食的時間段分泌了胃酸，但因為黏膜完好，所以空腹時雖然會有不適感，但也不至於覺得疼痛，所以身體能適應較長的空腹期，並形成習慣。但如果胃已經處於亞健康狀態了，那就要暫時放棄輕斷食計畫了。所以如

果胃是健康的，即使一天固定只吃兩餐或只吃一餐，也能保持健康狀態。

其次，如果腸胃道消化功能較弱，儘量不要選擇高膳食纖維比較難消化的粗糧，即使在做體重管理期間，也更推薦吃精細糧食，降低腸胃的負擔，但可以選擇碳水最後吃。先吃優質蛋白質和脂肪類食物，也儘量烹飪成比較容易消化的狀態，比如燉成湯。而蔬菜大部分都是可以吃的。除此之外，我特別推薦以下幾種養胃的食物。

● 高麗菜

高麗菜富含穀氨醯胺（編注：Glutamine，亦稱作麩醯胺酸），是常見的養胃食品和藥品裡的重要成分，也是胃的動力來源。消化不好或胃不舒服的人多吃高麗菜有益於肝，肝好了，減肥也會更容易。同時，高麗菜富含維生素 E，有良好的抗氧化功效，可以修復損傷。

● 枸杞

枸杞中富含枸杞多醣，有助於修復潰爛和抗氧化，提高身體對胰島素的敏感度，所以枸杞對胃不好的人和想減肥的人都有幫助。關於多醣體，我也推薦蘆薈多醣體，它也是養胃產品裡的常見成分，大家平常可以適量飲用一些蘆薈汁，但要注意

糖的含量。

● 膠原蛋白

這裡的膠原蛋白不是指任何加工品，而是指在一些肉湯或骨頭湯裡游離的氨基酸和膠原蛋白成分，它們對修復胃腸壁有很好的功效。

● 薑黃粉

薑黃粉對於修復胃腸壁、拮抗身體發炎、提高身體對胰島素的敏感度等都有正向作用，所以我自己做飯時常會加點薑黃粉。

最後，日常習慣要儘量做到不熬夜、不抽煙、不喝酒。避免在壓力大的時候強迫性吃東西。因為主要掌管消化的是副交感神經系統，而壓力會刺激交感神經系統，所以在壓力大的時候吃東西會給消化系統造成很大的負擔，這也是現代人經常感到腸胃不適的重要原因之一。

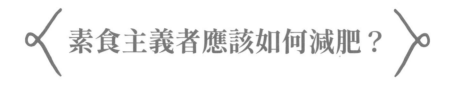

8.19

素食主義者應該如何減肥？

不可否認，許多素食主義者其實並不瘦，而且根據資料顯示，素食主義者的糖尿病發病率比非素食主義者要高。究其原因，就是素食主義者可能會攝取大量的糧食類碳水，進而造成了肥胖和血糖壓力。

關於素食主義者減肥的具體方法，我有以下幾個建議。

● 主食替換

如果是米飯、麵條、饅頭愛好者，我建議把主食替換為糙米、馬鈴薯、紫薯、紅薯等粗糧，或者也可以吃蒟蒻麵。已可以儘量穩定血糖和胰島素的先後順序來說，如果蒟蒻麵是 100 分，那麼燕麥、全麥就是 40 分，藜麥是 60 分，奇亞籽也是 60 分。

● 糖類替換

素食主義者一般都不限吃任何水果，但其實水果中果糖含量很高，所以我建議儘量選擇漿果類的水果，如草莓、藍莓、樹莓、桑葚，或者柚子、檸檬、小番茄等，而吃起來很甜的水果都應該戒掉。另外，可以選擇甜菊糖或者赤蘚糖醇、阿拉伯糖等代糖替換糖。

● 優化油脂

要將菜籽油、花生油、大豆油、玉米油等種子油替換成橄欖油、椰子油、酪梨油等果實油脂，因為它們的炎症負擔更低，營養價值更高。

如果不是素食主義者，只是在食材上選擇蔬食，那可以使用奶油、豬油等動物油脂烹飪，因為動物油脂性質更穩定，而且做菜也更香。

如果由於主食攝取量過少而導致總攝取熱量低，可以選擇一些植物奶油、乳酪等來補足熱量。

● 選擇優質食材，補充必要營養素

在蔬菜方面，最好的選擇是葉菜類、各種菇菌類以及藻類，可以適量攝取根莖類蔬菜。

對於想執行生酮飲食的素食主義者，我推薦的補充油脂的

方法是喝防彈咖啡，因為其脂肪含量很高。或者在其他飲品中加入椰子油，可搭配植物奶油、乳酪等一起食用。

素食主義者一定要更重視蛋白質的攝取，堅果和豆類可以稍微多吃一些，其中花生、杏仁、核桃等所含的植物蛋白都是非常優質的。如果對豆類過敏或者吃豆製品容易脹氣，那可以選擇吃發酵過的豆子，如豆豉或者納豆等。

烹飪方式不限，但應儘量避免食用加工糖。不用刻意清淡，但要吃足夠的熱量。

多注意補充營養素，尤其是只有海魚才具有的 ω-3 脂肪酸等必需脂肪酸，或者動物肝臟中含量豐富的維生素 A 等，素食主義者可以藉由服用營養補劑來獲取。

最後，列個食材清單供大家參考。

- 優質蔬菜：菠菜、西葫蘆、菜花、青花菜、高麗菜、羽衣甘藍、萵筍、空心菜、茄子以及各種食用菌菜。
- 海產蔬菜：海帶、紫菜、海帶芽。
- 油脂：橄欖油、椰子油、酪梨油、亞麻籽油。
- 主食：蒟蒻、馬鈴薯、紅薯等。
- 飲料：檸檬水、咖啡、椰子水、椰奶、杏仁奶、無糖飲料。
- 營養素：ω-3 脂肪酸、鉀、鈣、鐵、鋅、鎂、綜合維生素 B、維生素 A、維生素 D。

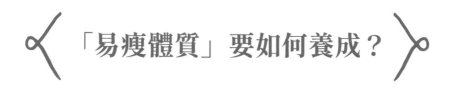

8.20

「易瘦體質」要如何養成？

　　我想大家一定很好奇，「易瘦體質」究竟是什麼。客觀來講，易瘦分為兩個層面：生理層面和認知層面。

　　生理層面的易瘦是指關於生長的激素指向易瘦。以最重要的胰島素為例，胰島素敏感度越高，就越易瘦。如果 a 和 b 兩人同時吃同樣多的饅頭，a 分泌 10 個單位胰島素降血糖，b 分泌 5 個單位胰島素降血糖，那麼 b 的胰島素敏感度更高，他擁有更易瘦的體質。胰島素敏感度的訓練前文已經講過，可透過低碳水飲食結合輕斷食，讓身體儘量少分泌胰島素，激發身體對胰島素的敏感度。

　　生理上的易瘦體質，除了胰島素之外，我認為還有炎症濃度，慢性炎症濃度越低的人，減肥越容易。

其他激素濃度正常，比如沒有瘦素、饑餓素濃度的混亂，沒有甲狀腺機能低下的問題，也能讓減肥更容易。

講激瘦飲食的時候，提到過多吃高蛋白乙醯化酶的食物，如果體內乙醯化程度比較高，那身體也會傾向於易瘦。生酮飲食可以促進身體乙醯化。

而關於認知層面，以及認知指導下的行為層面的易瘦，我有以下幾點和大家分享。

- 對食物的態度一定要不偏不倚，既不依賴食物，也不抗拒食物，和食物的關係要平和，學會在食物裡找到樂趣並享受食物。
- 對食物的認知是科學的。要知道人體健康和食物需求的關係，能夠辨別什麼食物對健康有利且是人體需要的。
- 有穩定的食欲，不壓抑它，也不放縱它，不暴食、不貪食，也不節食。

在科學的認知下正確飲食，能夠自然感知饑飽，能夠享受食物，是養成易瘦體質的重要前提。

雖然不是每個人一生下來就具備「隨便吃什麼、吃再多也不會胖」的基因，但沒關係，這種天生而來的基因並不值得驕

傲，而透過對食物、對身體健康的瞭解和認知，養成良好的生活和飲食習慣，在漫長的人生裡好好對自己，且信心滿滿地知道自己不會長胖，才更值得驕傲，才是真正的易瘦體質。

總之，正確認知比基因對於養成易瘦來說更重要。

附錄

食物名稱		GI
糖類	葡萄糖	100
	綿白糖	84
	蔗糖	65
	果糖	23
	乳糖	46
	麥芽糖	105
	蜂蜜	73
	膠質軟糖	80
	巧克力	49
	MM 巧克力	32
	方糖	65
穀類及穀製品	小麥	41
	粗麥粉	65
	麵條（強化蛋白質，細煮）	27
	麵條（全麥粉，細）	37
	麵條（白細，煮）	41
	麵條（硬質小麥粉，細煮）	55
	線麵條（實心，細）	35
	通心麵（管狀，粗）	45
	麵條（小麥粉，硬，扁粗）	46
	麵條（硬質小麥粉，加雞蛋，粗）	49
	麵條（硬質小麥粉，細）	55
	麵條（掛麵，全麥粉）	57
	麵條（掛麵，精製小麥粉）	55
	饅頭（全麥粉）	82
	饅頭（精製小麥粉）	85
	饅頭（高筋麵粉）	88
	烙餅	80
	油條	75

食物名稱		GI
穀類及穀製品	米麩（米糠）	19
	米粉	54
	白米粥	69
	米飯（粗米，糙米）	71
	米飯（粳米，糙米）	78
	米飯（粳米，精米）	90
	黏米飯（含直鏈澱粉高，煮）	50
	黏米飯（含直鏈澱粉低，煮）	88
	黑米飯	55
	速凍米飯	87
	糯米飯	87
	稻米糯米粥	65
	黑米粥	42
	大麥（整粒，煮）	25
	大麥粉	66
	黑麥（整粒，煮）	34
	玉米（甜，煮）	55
	玉米麵（粗粉，煮）	68
	玉米麵粥	50
	玉米餅	46
	玉米片（市售）	79
	玉米片（高纖維，市售）	74
	小米（煮）	71
	小米粥	60
	米餅	82
	蕎麥（黃）	54
	蕎麥麵條	59
	蕎麥饅頭	67
	燕麥麩	55

食物名稱		GI
穀類及穀製品	蓧麥飯（整粒）	49
	糜子飯（整粒）	72
	燕麥飯（整粒）	42
	燕麥片粥	55
	即食燕麥粥	79
	白麵包	75
	全麥（全麥麵包）	74
	麵包（未發酵小麥）	70
	印度卷餅	62
	薄煎餅（美式）	52
	義大利麵（精製麵粉）	49
	義大利麵（全麥）	48
	烏龍麵	55
薯類、澱粉及製品	餅乾（小麥片）	69
	馬鈴薯	62
	馬鈴薯（煮）	66
	馬鈴薯（烤）	60
	馬鈴薯（蒸）	65
	馬鈴薯（用微波爐烤）	82
	馬鈴薯（燒烤，無油脂）	85
	馬鈴薯泥	87
	馬鈴薯粉條	13.6
	馬鈴薯片（油炸）	60
	炸薯條	60
	甘薯（山芋）	54
	甘薯（紅，煮）	77
	藕粉	33
	粉絲湯（豌豆）	32
	黃豆（浸泡）	18

食物名稱		GI
薯類、澱粉及製品	黃豆（罐頭）	14
	豆腐（燉）	32
	豆腐（凍）	22
	豆乾	24
	綠豆	27
	蠶豆（五香）	17
	利馬豆（皇帝豆）	31
	利馬豆（加 5 克蔗糖）	30
	鷹嘴豆	33
	鷹嘴豆（罐頭）	42
	咖喱鷹嘴豆（罐頭）	41
	豌豆	42
	黑豆湯	46
	四季豆	27
	芸豆（菜豆）	24
蔬菜類	甜菜	64
	胡蘿蔔（金筍）	71
	南瓜（倭瓜、番瓜）	75
	麝香瓜	65
	山藥	51
	蒟蒻	17
	芋頭（毛芋）	48
	朝鮮薊	15
	蘆筍	15
	綠菜花	15
	花椰菜	15
	芹菜	15
	黃瓜	15
	茄子	15

食物名稱	GI
蔬菜類 鮮青豆	15
萵筍（各種類型）	15
生菜	15
青椒	15
番茄	15
菠菜	15
胡蘿蔔（煮）	39
水果類及水果製品 蘋果	36
梨	36
桃	28
桃（罐頭，含果汁）	30
桃（罐頭，含糖濃度低）	52
桃（罐頭，含糖濃度高）	58
杏乾	31
杏罐頭，含淡味果汁	64
李子	24
櫻桃	22
葡萄	43
葡萄乾	64
葡萄（淡黃色，小，無核）	87
奇異果	52
柑（橘子）	43
柚	25
巴婆果	58
鳳梨	66
芒果	55
芭蕉（甘蕉、板蕉）	53
香蕉	52
香蕉（生）	30

食物名稱	GI
種子類 西瓜	72
哈密瓜	70
棗	42
草莓醬（果凍）	49
花生	14
腰果	25
乳類及乳製品 牛奶	27.6
牛奶（加糖和巧克力）	34
牛奶（加人工甜味劑和巧克力）	24
全脂牛奶	27
脫脂牛奶	32
低脂奶粉	11.9
優酪乳（加糖）	48
優酪乳（普通）	36
優酪乳（低脂）	33
優酪乳（低脂，加人工甜味劑）	14
豆奶（原味）	19
冰淇淋	51
優酪乳（水果）	41
速食食品 稻米（即食，煮1分鐘）	46
稻米（即食，煮6分鐘）	87
小麥片	69
燕麥片（混合）	83
即食羹	69
營養餅	66
全麥維（家樂氏）	42
可可米（家樂氏）	77
卜卜米（家樂氏）	88
比薩餅（含乳酪）	60

食物名稱	GI
漢堡包	61
白麵包	88
麵包（全麥粉）	69
麵包（粗麵粉）	64
麵包（黑麥粉）	65
麵包（小麥粉，高纖維）	68
麵包（小麥粉，去麵筋）	70
麵包（小麥粉，含水果乾）	47
麵包（50% ～ 80% 碎小麥粒）	52
麵包（75% ～ 80% 大麥粒）	34
麵包（50% 大麥粒）	46
麵包（80% ～ 100% 大麥粉）	66
麵包（黑麥粒）	50
麵包（45% ～ 50% 燕麥麩）	47
麵包（80% 燕麥粒）	65
麵包（混合穀物）	45
新月形麵包	67
棍子麵包	90
燕麥粗粉餅乾	55
油酥脆餅乾	64
高纖維黑麥薄脆餅乾	65
小麥餅乾	70
蘇打餅乾	72
格雷厄姆華餅乾	74
華夫餅乾	76
香草華夫餅乾	77
膨化薄脆餅乾	81
閒趣餅乾（達能）	47
牛奶香脆餅乾（達能）	39

（速食食品）

食物名稱	GI
酥皮糕點	59
爆玉米花	55
蘋果汁	41
水蜜桃汁	33
鳳梨汁（不加糖）	46
柚子果汁（不加糖）	48
饅頭 + 芹菜炒雞蛋	49
饅頭 + 醬牛肉	49
饅頭 + 奶油	68
餅 + 雞蛋炒木耳	48
餃子（三鮮餡）	28
包子（芹菜豬肉餡）	39
硬質小麥粉肉餡餛飩	39
牛肉麵	89
米飯 + 魚	37
米飯 + 芹菜炒豬肉	57
米飯 + 炒蒜苗	58
米飯 + 蒜苗炒雞蛋	68
米飯 + 紅燒豬肉	73
豬肉燉粉條	17
番茄湯	38
玉米麵窩窩頭（玉米麵+麵粉）	65
牛奶蛋糊（牛奶+澱粉+糖）	43
黑五類粉	58

（速食食品／混合膳食及其他）

穩瘦

作　　者：楊沁弦
責任編輯：黃佳燕
封面設計：FE 設計
內頁排版：王氏研創藝術有限公司

總 編 輯：林麗文
副 總 編：黃佳燕
主　　編：高佩琳、賴秉薇、蕭歆儀
行銷總監：祝子慧
行銷企畫：林彥伶、朱妍靜

出　　版：幸福文化出版／遠足文化事業股份有限公司
發　　行：遠足文化事業股份有限公司 (讀書共和國出版集團)
地　　址：231 新北市新店區民權路 108 之 2 號 9 樓
郵撥帳號：19504465 遠足文化事業股份有限公司
電　　話：(02) 2218-1417
信　　箱：service@bookrep.com.tw

法律顧問：華洋法律事務所 蘇文生律師
印　　製：博創印藝文化事業有限公司
初版一刷：2023 年 10 月
定　　價：400 元

國家圖書館出版品預行編目 (CIP) 資料

穩瘦 / 楊沁弦著 . -- 初版 . -- 新北市：幸福文化出版社出版：
遠足文化事業股份有限公司發行，2023.11
ISBN 978-626-7311-74-5(平裝)
1.CST: 減重 2.CST: 健康飲食 3.CST: 健康法
　411.94　112015591